Walaa Fikry Elbossaty

Mutação Genética e Predisposição para Doenças Auto-Imunes

Walaa Fikry Elbossaty

Mutação Genética e Predisposição para Doenças Auto-Imunes

Doenças auto-imunes

ScienciaScripts

Imprint

Any brand names and product names mentioned in this book are subject to trademark, brand or patent protection and are trademarks or registered trademarks of their respective holders. The use of brand names, product names, common names, trade names, product descriptions etc. even without a particular marking in this work is in no way to be construed to mean that such names may be regarded as unrestricted in respect of trademark and brand protection legislation and could thus be used by anyone.

Cover image: www.ingimage.com

This book is a translation from the original published under ISBN 978-620-3-02467-8.

Publisher:
Sciencia Scripts
is a trademark of
Dodo Books Indian Ocean Ltd. and OmniScriptum S.R.L publishing group

120 High Road, East Finchley, London, N2 9ED, United Kingdom
Str. Armeneasca 28/1, office 1, Chisinau MD-2012, Republic of Moldova, Europe
Managing Directors: Ieva Konstantinova, Victoria Ursu
info@omniscriptum.com

Printed at: see last page
ISBN: 978-620-3-40212-4

Índice

Lista de abreviaturas

A	Adenine
ACPAs	Anticorpo proteico anti-citrullinated
ACR	American College of Rheumatology
AIDs	Doenças auto-imunes
ANA	anticorpo anti-nuclear
API	Transcrição de proteínas
APLA	Anticorpos antifosfolípidos
BCR	Receptor de célula B
BLyS	Estimulador de linfócitos B
BUN	Nitrogénio ureico no sangue
C	Citosina
C3,4	Componente complementar 3, 4
CBC	Contagem completa de células sanguíneas
CD	Cluster da Diferenciação
Cr	Creatinina
CR	8-Cys repeat
CRP	Proteína C-reactiva
Da	Dalton
DAS	pontuação de actividade da doença
DC	Célula dendrítica
DMARDs	medicamentos anti-reumáticos modificadores da
ADN	Ácido desoxirribonucleico
dsDNA	ADN de duas cordas
EBV	Vírus Epstein-Barr
EDTA	Ácido etilenodiamínico tetraacético
EGF	factor de crescimento epidérmico
EIA	imunoensaio enzimático
ELISA	Ensaio de imune adsorvente enzimático
EMT	transição epitelial para o e-mesquimal
ESR	Taxa de sedimentação de eritrócitos
FADD	Domínio da morte associada à moda
FDA	Administração de Alimentos e Drogas
FGF	Factor de crescimento fibroblasto

FKBP12	Peptidyl-prolyl cis-trans isomerase
G	Guanine
G-CSF	Factor estimulante das colónias de granulócitos
GDM	Diabetes mellitus gestacional
GM-CSF	factor estimulante das colónias de granulócitos-
Hb	Hemoglobina
HCT	Hematócrito
HHV-6	Vírus do Herpes Humano 6
HLA	Antigénio leucócito humano
HRT	Terapia de substituição hormonal
IBD	Doença inflamatória intestinal
IFN	Interferon's
IFNa	Interferon alfa
IFNy	Interferon gamma
IGF-1	Insulina como factor de crescimento-1
IKK	IkB kinase
IL	Interleukin
IV	Intravenoso
JNK	Jun N-terminal kinase
Kb	Base de quilo
KDa	Kilo Dalton
LAP	Peptídeo associado à latência
MAP2	Proteína associada a microtubos 2
MAPK	Cinase proteica mitogénica activada
MCH	Hemoglobina Corpuscular Média
MCHC	Concentração média de hemoglobina corpuscular
MCP1	Monocyte Chemo attractant Protein-1
M-CSF	Factor estimulante da macrófaga-colónia
MCV	Volume Corpuscular Médio
MHC	Grande complexo de histocompatibilidade
MKK3	Cinase kinase 3 de proteína mitogénica activada
ml,	Millilitros
MLKL	Domínio de linhagem mista kinase
MMP	Metalloproteinase
mRNA	RNA Messenger
NF-ĸB	Factor nuclear kappa-light-chain-enhancer de células B activadas

NICE	Instituto Nacional para a Saúde e Excelência dos
NK	Células assassinas da natureza
OCs	contraceptivos orais
OD	Densidade óptica
OU	Razão de probabilidade
P	Fosfoproteína
PAD 2	Peptidyl arginina deiminase
PADI4	Peptidyl arginina deiminase, tipo IV
PB	Sangue periférico
PBMC	células mononucleares do sangue periférico
PBS	Salina com tampão fosfato
PCR	Reacção em cadeia da polimerase
PCR-RFLP	Polimorfismo do comprimento do fragmento de polimerase de restrição da reacção em cadeia
PGAM5	Fosfogo-glicerina mutase membro da família 5
PLT	Contagem de plaquetas
PTPN22	Proteína tirosina fosfátase, não-receptora tipo 22
Q	Braço longo cromossómico
RA	Artrite reumatóide
RANKL	Receptor Activador do Factor Nuclear κ B
RANTES	Regulamentado sobre Activação, Célula T Normal Expressa e Secreta
RBCs	Eritrócitos
RF	Artrite reumatóide
RIP-1	proteína de interacção de receptores 1
ROS	Espécies reactivas de oxigénio
RNA	Ácido ribonucleico
R-SMAD	SMAD regulados por receptor
SAPK	cinase proteica activada por stress
SD	Desvio padrão
SDF-1	Factor 1 derivado de células do estroma
SIRT2	Deacetylase sirtuina-2 dependente de NAD
SLC	pequeno complexo latente
SLE	Lúpus eritematoso sistémico
SLEDAI	Índice de Actividade de Doenças SLE
SNP	Polimorfismos de nucleótidos únicos
SS-A/Ro	Anti antigénio Ro

SS-B/La	Anti antigénio La
TRAP-1	Proteína associada ao receptor TNF 1
sw 28	Juntas inchadas 28
T	Thymine
t28	Juntas de concurso 28
TACE/ADAM17	Enzima conversora de factor-alfa de necrose tumoral
TAK1	Transformação do factor de crescimento beta-activado
TCR	Receptor de células T
TGF	Factor de crescimento transformador
TGF-p	Factor de crescimento transformador-‖3
TLR	receptores tipo portagem
TNF	factor de necrose tumoral
TNF a	factor de necrose tumoral alfa
TNF (3	factor beta de necrose tumoral
TNFR	Receptor TNF
TNFSF1	linfotoxina-a
TNFSF3	linfotoxina-b
TRADD	Domínio da morte associada ao TNFR
TRAF-2	TNF factor-2 associado ao receptor
T(3RI	Receptor TGF-P tipo I
T(3RII	Receptor TGF-P tipo II
UV	Luz ultravioleta
VAS	Escala analógica visual
VCAM-1	Proteína de adesão de células vasculares 1
VDR	receptor de vitamina D
VEGF	factor de crescimento vascular
WBCs	Glóbulos brancos
pL	Microlitros
1,25D	la,25-dihidroxi-vitamina D3

Lista de números

Não	Título
Figura (1)	Diagrama esquemático de uma articulação diartrófica
Figura (2)	Diagrama representa métodos de imunofluorescência directa e indirecta
Figura (3)	Técnica de execução ELISA
Figura (4)	Sintomas comuns de lúpus
Figura (5)	Combinação entre factores ambientais e genéticos em lúpus
Figura (6)	Patogénese do lúpus eritematoso
Figura (7)	O papel das citocinas no sistema e órgãos terminais autoimunes iniciou interacções em lúpus
Figura (8)	Artrite reumatóide vs. osteoartrose
Figura (9)	Patogénese da AR
Figura (10)	Localização citogénica do gene TNF-a
Figura (11)	Caminho de sinalização de TNFR1
Figura (12)	As funções de regulação imunitária de TNF
Figura (13)	Localização e encomenda de 5 microssatélites TNF dentro do complexo HLA no cromossoma 6
Figura (14)	Estrutura TGF-pi
Figura (15)	Localização citogenética do gene TGFp
Figura (16)	Sequência da proteína TGFp 1
Figura (17)	Sinalização TGF-pi através do caminho dependente de Smad

Lista de quadros

Não	Título
Tabela (1)	Tipos de Lúpus eritematoso
Tabela (2)	Factores ambientais que podem causar lúpus
Tabela (3)	Critérios ACR para Diagnóstico do Lúpus Eritematoso Sistémico
Tabela (4)	Testes de diagnóstico para Lúpus Eritematoso Sistémico
Tabela (5)	Despoletadores ambientais que podem causar RA
Tabela (6)	Testes de diagnóstico para AR

1. Doenças auto-imunes

1.1. Definição

As doenças auto-imunes (AIDs) são condições crónicas iniciadas pela perda de tolerância imunológica aos auto-antigénios. Os AIDs causam várias consequências clínicas que vão desde leves a graves, afectando um ou mais órgãos-alvo, e causando repetidamente a morte do paciente. Os AIDs surgem de uma resposta imunitária anormal do corpo contra substâncias, e tecidos normalmente presentes no corpo (auto-imunidade). Uma compreensão importante da patofisiologia subjacente às doenças auto-imunes tem sido a aplicação de scans de associação ampla do genoma que identificaram um grau impressionante de partilha genética entre as doenças auto-imunes. Estas doenças são um importante problema de saúde pública devido à sua natureza crónica, e comorbidades associadas, que aumentam a carga social em termos de custos de cuidados de saúde, perda de produtividade do trabalho, e redução da qualidade de vida **(Monica *et al.*, 2015).**

Certas influências ambientais, tais como o fumo do cigarro, luz ultravioleta ou agentes infecciosos, podem interagir com esta predisposição genética para iniciar o processo da doença.

1.2. Mecanismos moleculares e celulares das doenças auto-imunes

Tanto as células imunitárias inatas como os elementos do sistema imunitário adquirido foram determinados como estando envolvidos a nível molecular.

1.2.1. Mecanismos imunitários inatos para a auto-reactividade

A indução da auto-imunidade é muitas vezes considerada como uma resposta adquirida, mas as células imunes inatas desempenham papéis importantes na moderação da autotolerância. No sistema imunitário inato, três receptores endossómicos de portagem (TLR) foram identificados como participantes principais em alguns AIDs **(Gabriel, 2013).**

Estas moléculas, que são altamente conservadas entre espécies, evoluíram como receptores para reconhecer formas específicas de ácido nucleico (viral) microbiano: TLR-3 para RNA de cordão duplo (ds), TLR-7 para RNA de cordão simples e TLR-9 para ADN de cordão duplo. A ligação dos nucleótidos apropriados induz um sinal pró-inflamatório (**Marco *et al.*, 2014**).

Infelizmente, estes TLR também demonstraram reconhecer certos antigénios humanos. Os padrões de expressão para estes três TLR são muitas vezes específicos do tipo de células; as células B contêm TLR-7 e TLR-9, as células dendríticas abrigam quer TLR-3 sozinhas quer TLR-7 e TLR-9, e os fibroblastos transportam apenas TLR-3 (**Sky *et al.*, 2015**). Pensa-se que estes TLR fomentam os AID, orientando as células que os exprimem para atacar as biomoléculas e melhorar a sua expressão de citocinas pró-inflamatórias. Além disso, a activação inicial das células B pode ser realizada por TLR (especialmente TLR-9) na ausência de suporte de células T, de modo a que os clones das células B quebrem primeiro a tolerância. As células B activadas, por sua vez, activam as células T ingénuas, que são necessárias para a iniciação de AIDs completas (**James *et al.*, 2014**).

1.2.2. Mecanismos imunitários adquiridos para a auto-reactividade

A maioria das alternativas para a indução e progressão autoimune são talhadas para o sistema imunitário adquirido. Esta preponderância provavelmente reflecte tanto a natureza específica das respostas de defesa deste braço imunitário, como os maiores recursos gastos até à data em explorar em detalhe as vias biológicas que controlam estes desequilíbrios de citocinas no sistema imunitário adquirido são cúmplices bem reconhecidos na indução e progressão dos AIDs. Os tecidos normais exprimem muitas moléculas diferentes para regular para baixo a resposta imunitária, incluindo tanto as citocinas anti-inflamatórias como os inibidores solúveis de citocinas (**Figura 1**) (**Ying *et al.*, 2014**).

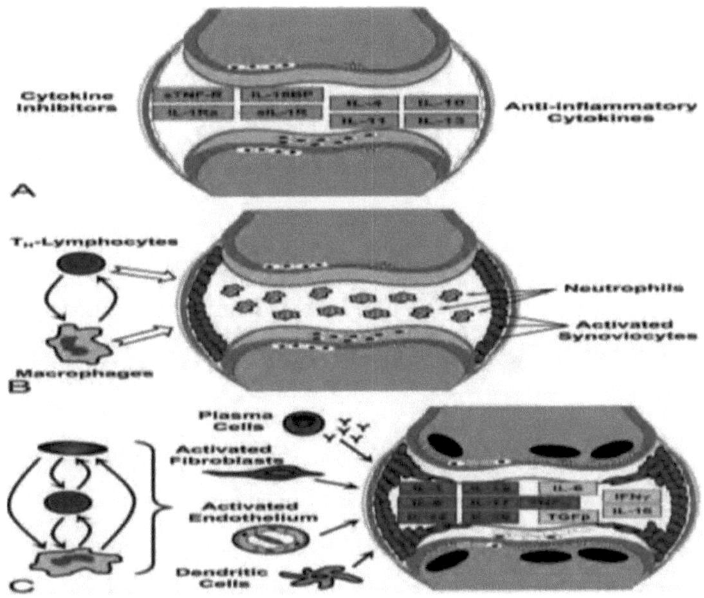

Figura (1): Diagrama esquemático de uma junta diartrófica I (revisto por (Ying et al., 2014)).

1.3. Diagnóstico laboratorial de doenças auto-imunes

Em geral, as doenças auto-imunes estão associadas a reacções imunitárias humorais ou mediadas por células contra um ou mais constituintes do próprio corpo **(Malyavantham *et at.*, 2015)**. **Os** ensaios tradicionais baseados em reacções de hemaglutinação, imunodifusão e imunofluorescência estão a ser cada vez mais substituídos por testes menos exigentes baseados em técnicas de immunoblotting ou imunoensaio enzimático (EIA), amplamente utilizados para detectar a presença ou concentração de anticorpos auto individuais em fluidos biológicos **(David e Gavin,2014)**.

O imunoensaio multiplex recentemente desenvolvido permite a determinação simultânea de diferentes anticorpos automáticos, nos quais um grande número de antigénios são imobilizados num suporte sólido em matrizes espaciais (planares) ou espectrais (com base em esferas) **(Melinda *et al.*, 2014)**.

Os testes de rastreio para a detecção de autoanticorpos são realizados para uma variedade de doenças auto-imunes sistémicas e específicas de órgãos. O desenvolvimento simultâneo de novos métodos e sistemas analíticos em imunologia clínica tem envolvido um aumento constante do gasto de recursos económicos para o ensaio de anticorpos. A utilização inadequada de testes laboratoriais é um dos problemas mais frequentes em auto-imunidade, levando a diagnósticos incorrectos e tratamento inadequado **(Gebrehiwot e Menon, 2016)**.

1.3.1.1. Imunofluorescência

A imunofluorescência é uma técnica utilizada para microscopia de luz com um microscópio de fluorescência e é utilizada principalmente em amostras microbiológicas. Esta técnica utiliza a especificidade dos anticorpos aos seus antigénios para visar corantes fluorescentes a alvos específicos de biomoléculas dentro de uma célula, e por isso permite a visualização da distribuição da molécula alvo através da amostra. A imunofluorescência é um exemplo amplamente utilizado de imuno-coloração e é um exemplo específico de imuno-histoquímica que faz uso do fluoróforo para visualizar a localização dos anticorpos, como mostrado na **(Figura 2) (Ramos-Vara e Miller, 2014)**.

A imunofluorescência pode ser utilizada em secções de tecidos, linhas de células cultivadas, ou células individuais, e pode ser utilizada para analisar a distribuição de proteínas, glucanos, e pequenas moléculas biológicas e não biológicas **(Andrea *et al.*, 2015)**.

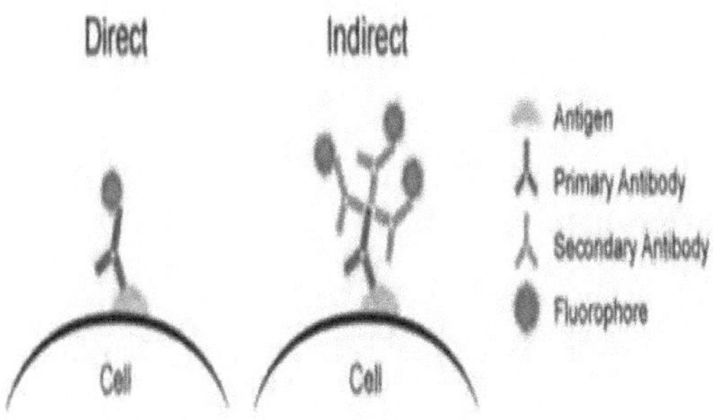

Figura (2): Diagrama representa os métodos de imunofluorescência directa e indirecta (revisto por (Ramos-Vara e Miller, 2014)).

1.3.1.2. Imunoensaio enzimático

ELISA é um formato popular de ensaio bioquímico analítico de tipo "wet-lab" que utiliza um imunoensaio enzimático de fase sólida (EIA) para detectar a presença de uma substância, geralmente um antigénio, numa amostra líquida ou numa amostra húmida. O ELISA tem sido utilizado como instrumento de diagnóstico em medicina, e patologia vegetal, bem como um controlo de controlo de qualidade em várias indústrias. Os antigénios da amostra são fixados a uma superfície. Depois, um outro anticorpo específico é aplicado sobre a superfície para que se possa ligar ao antigénio. Este anticorpo é ligado a uma enzima, e na etapa final, é adicionada uma substância que contém o substrato da enzima. A reacção subsequente produz um sinal detectável, mais frequentemente uma mudança de cor no substrato (Schmidt *etal.*, 2012).

A realização de um ELISA envolve pelo menos um anticorpo com especificidade para um determinado antigénio. A amostra com uma quantidade desconhecida de antigénio é imobilizada num suporte sólido (geralmente uma placa de microtitulação de poliestireno) ou aliado não específico (via adsorção à superfície) ou especificamente (via captura por outro anticorpo específico para o mesmo antigénio, numa "sanduíche" ELISA). Após a imobilização do antigénio, o anticorpo de detecção é adicionado, formando um complexo com o Autigeu. Detecção de tbe Anti b o dy pode ser ligado covalentemente a uma enzima, ou o próprio milho ser detectado por um anticorpo secundário que está ligado a uma bioconjugação de tbrougb enzimática. Entre a etapa eacb, o tbe p 1 Ate é tipicamente lavado com uma solução detergente suave para remover quaisquer proteínas ou anticorpos tbat não são ligados fisicamente. Após o passo final da tbe wasb, a placa tbe é desenvolvida adicionando um substrato enzimático para produzir um sinal visível, o wbicb indica a quantidade de antigénio tbe na amostra tbe (Figura 3> (Kragstrup "\r"z/., 2013).

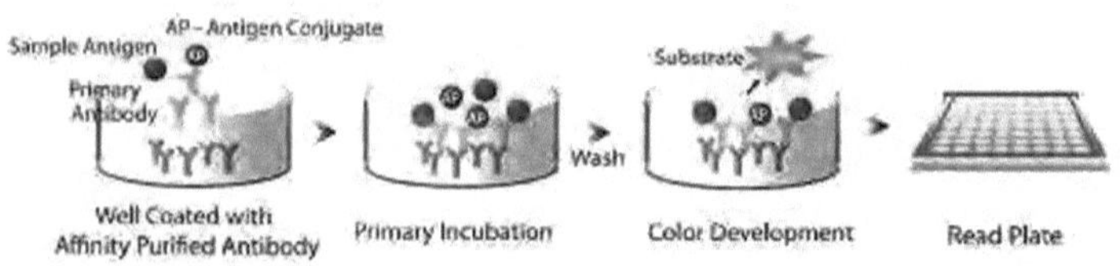

Figura (3): Técnica de execução ELISA (revista por (Ramos et al., 2014)).

1.3.1.3. Imunoensaios multiplexados

Os imunoensaios multiplexados apoiam a identificação tbe de múltiplos anticorpos automáticos de uma única nação determi ao mesmo tempo (F*euCrlcl< s'fei/., 201S).

1.3.1.3.1. Ensaios baseados em microarranjos

"Tbe line-blot immunoassay is a multiplexed i mmunoassay wbicb allows tbe parallel analysis of different types of auto-anti bodi es". Os ensaios de linha utilizam quase exclusivamente antigénios recombinantes wbi cb são imobilizados em linhas rectas numa tira de teste de nylon. Quando incubados com soro de auto-anticorpos tbat estão presentes na amostra ligada às linhas de antigénios auto-anticorpos na tira. Os autoanticorpos ligados são visualizados com um sistema de detecção de cor que depende da actividade da fosfatase alcalina. Os resultados são interpretados através da comparação das intensidades de cor das linhas de antigénios com as das linhas de corte. Algumas publicações demonstraram que alguns por cento dos soros negativos de anticorpos anti-nucleares (ANA) serão positivos utilizando o ensaio da linha de ensaio **(Emanuele *et al.*, 2014)**.

A tecnologia de microarranjo planar foi desenvolvida e aplicada para a detecção simultânea de diferentes auto-anticorpos utilizando o formato de imunoensaio em forma de sanduíche. Diferentes autoanticorpos são imobilizados num microarranjo juntamente com proteínas de controlo. As matrizes são subsequentemente incubadas com soros de doentes e os autoanticorpos ligados são detectados por um anticorpo secundário rotulado. A maioria dos ensaios de microarrays aplica métodos de detecção baseados em quimioluminescência ou fluorescência **(*Patrick* et. *al, 2015*)**.

1.3.1.3.2. Ensaio com base em contas

Como alternativa aos microarrays planares, foi desenvolvida a citometria de fluxo para a análise de imunoensaios baseados em esferas. Recentemente, foi introduzido um ensaio de fluorescência à base de microarrays com base em esferas para a detecção de ANA. O potencial baixo custo e a economia de tempo podem ser uma razão para a utilização rotineira destes ensaios na investigação, e laboratórios clínicos **(Jane *et al.*, 2016)**.

Sistemas de imunoensaio com tecnologia de micro esferas, e detecção de citometria de fluxo (tecnologia xMAP) têm sido aplicados à medição de autoanticorpos. O sistema utiliza microesferas de poliestireno etiquetadas internamente com rácios diferentes de dois fluorocromos diferentes. Cada flourocromo pode ter qualquer um dos 10 níveis possíveis de intensidade de fluorescência, criando assim uma família de 100 esferas espectralmente endereçadas. Os antigénios correspondentes aos autoanticorpos estão ligados às microesferas. Cada uma das 100 microesferas que podem ser diferenciadas pela sua fluorescência transporta um antigénio imobilizado específico para um único autoanticorpo **(Sofia *et al.*, 2015)**.

Ao mesmo tempo, um laser verde excita a fluorescência do repórter externo para quantificar a reacção específica relacionada com cada autoanticorpo.

Várias empresas fornecem testes comerciais para a medição simultânea de diferentes anticorpos de autoanticorpos por citometria de fluxo. A avaliação de um ensaio de diferentes produtores para a determinação quantitativa simultânea na mesma amostra de nove especificidades de autoanticorpos antinucleares (dsDNA, SS-A/Ro, SS-B/La, SM /RNP, ribossomo, e centrómero B) produziu bons resultados. A avaliação clínica de um ensaio de citometria de fluxo à base de microesferas para a determinação simultânea de peroxidase anti-tiróide, e anticorpos anti-tiroglobulina mostrou boa concordância com ELISA **(Corrado e Renato, 2012).**

Um problema na detecção de anticorpos automáticos de doentes é a falta de verdadeira calibração quantitativa devido às diferentes afinidades dos anticorpos aos antigénios. No entanto, subsistem as principais questões sobre se os dados quantitativos obtidos pelos ensaios de multiplex-base são idênticos, ou pelo menos semelhantes, aos dados obtidos através de outros métodos. A sensibilidade, fiabilidade e exactidão são semelhantes aos observados com os procedimentos ELISA **(Agata *et al., 2014).***

1.3.2. Tecnologias proteómicas para o diagnóstico de AIDs

A proteómica clínica oferece oportunidades para identificar novos biomarcadores de doenças em fluidos, células e tecidos corporais. O enfoque da proteómica clínica na validação analítica, clínica e implementação de novos marcadores relacionados com o diagnóstico ou terapia **(Reem, 2015).** Os microarrays de proteínas representam uma plataforma validada para a caracterização dos níveis de proteínas, e as suas modificações pós translacionais. As tecnologias proteómicas, incluindo plataformas de microarrays antigénicos, permitem a caracterização em grande escala de respostas imunitárias contra agentes estranhos, e auto-antigénios que possam estar envolvidos no desenvolvimento, e progressão de doenças auto-imunes **(Mina *et al.,* 2013).**

As alterações nos genes que controlam as vias de regulação da auto-tolerância são críticas na patogénese destas doenças. As tecnologias de microarranjo de ADN estão agora disponíveis e fornecem um grande número de informações sobre a patofisiologia subjacente das doenças auto-imunes (**Nicki *et al.*, 2013**). A aplicação de técnicas proteómicas no diagnóstico de doenças auto-imunes, na previsão de um curso da doença, no tratamento com a terapia adequada, e na monitorização do impacto da terapia irá alterar o procedimento de diagnóstico actualmente válido no futuro (**Alkes *et al.*, 2016**).

1.4. Terapias biológicas para doenças auto-imunes

A utilização de terapias biológicas como coadjuvante das doenças que modificam os medicamentos anti-reumáticos (DMARD) para o tratamento de doenças auto-imunes e reumatológicas está a expandir-se rapidamente, devido à boa eficácia, e aos perfis de segurança destes medicamentos, e à melhor compreensão dos alvos iniciais de regulação e actividade imunitária alterada em várias doenças. Terapias orientadas como estas são frequentemente bem toleradas pelos doentes. Contudo, os inconvenientes da administração intravenosa (IV), bem como os elevados custos e eventos adversos associados a estes medicamentos, impedem a sua ampla utilização como medicamentos de primeira linha. Os principais alvos da maioria das terapias biológicas são as citocinas, células B, e moléculas de co-estimulação. As anti-citocinas incluem o factor anti-necrose tumoral (TNF)- a, anti-interleucina (IL)-1, e moléculas anti-IL-6. O esgotamento das células B inclui a utilização de anticorpos anti-CD20, e modulação do receptor de células B (BCR) pelo estimulador linfocitário B (BLyS). Embora algumas das terapias biológicas tenham sido consideradas úteis em mais do que uma doença, outras são específicas para uma única doença. A investigação está em curso para identificar outros alvos moleculares (**Ziv *et al.*, 2014**).

2. Lúpus eritematoso sistémico (LES)

2.1. Definição

O lúpus eritematoso sistémico (LES) é uma doença reumática inflamatória caracterizada pela produção de auto-anticorpos, e danos nos órgãos. O LES pode resultar em erupções cutâneas, artrite, leucopenia, nefrite, e inflamação do sistema nervoso. Este processo começa com a perda de tolerância, e a presença de linfócitos autoreactivos na periferia, como resultado da combinação de factores ambientais e genéticos **(Gladis, 2013).**

2.2. Epidemiologia

A incidência do LES varia entre grupos étnicos, e por localização geográfica, sexo, e idade. A prevalência notificada de LES na população em geral é de aproximadamente 20 a 150 casos por 100.000 pessoas **(Emily 2014).** Tanto o lúpus discóide como o lúpus sistémico são mais comuns nas mulheres do que nos homens (cerca de oito vezes mais comuns). A doença pode afectar todas as idades, mas o mais comum começa entre os 20-45 anos de idade. As estatísticas demonstram que o lúpus é um pouco mais frequente em afro-americanos, pessoas de ascendência chinesa e japonesa **(Sui** *et al.,* **2013).**

2.3. Classificação do Lúpus

O lúpus eritematoso pode manifestar-se como doença sistémica ou de uma forma puramente cutânea também conhecida como lúpus eritematoso incompleto. O lúpus tem quatro tipos principais **(Quadro 1) (Saba e Arzu, 2014)**

Tabela (1): Tipos de Lúpus eritematoso

Tipo	Descrição
Lúpus eritematoso cutâneo	O lúpus cutâneo foi o primeiro tipo de lúpus a ser diagnosticado. Este tipo afecta a pele, e pode causar erupções espessas, vermelhas e escamosas no rosto, pescoço e couro cabeludo que podem levar a cicatrizes.
Lúpus eritematoso induzido por drogas	O lúpus induzido por drogas é uma forma rara e quase sempre temporária de lúpus que pode ocorrer como efeito secundário de certos medicamentos, incluindo vários medicamentos comummente utilizados para tratar doenças cardíacas, e hipertensão. Inusitado quando comparado com as estatísticas de outras formas de lúpus, os homens são mais propensos a desenvolver lúpus induzido por fármacos do que as mulheres. O lúpus induzido por fármacos só ocorre após o uso diário a longo prazo (meses a anos) de um medicamento, e uma vez que o medicamento é interrompido; os sintomas do lúpus induzido por fármacos normalmente desaparecem completamente dentro de seis meses. O lúpus induzido por fármacos não conduz ao lúpus sistémico.
Lúpus eritematoso neonatal	Esta é uma forma rara de lúpus em recém-nascidos cujas mães têm lúpus que pode causar problemas à nascença ou, em casos raros, uma grave deficiência cardíaca. Isto ocorre quando uma mãe com certos tipos de lúpus [anticorpos] os transfere para o seu filho no momento do nascimento. A mãe pode ter os anticorpos mas não ter ela própria lúpus. De facto, menos de 50% das mães de bebés com lúpus neonatal têm de facto lúpus.
Lúpus eritematoso sistémico ou LES	O lúpus sistémico causa inflamação em múltiplos órgãos e sistemas corporais. O LES é uma doença auto-imune crónica e generalizada que, por razões desconhecidas, faz com que o sistema imunitário ataque os próprios tecidos e órgãos do corpo, incluindo as articulações, rins, coração, pulmões, cérebro, sangue, ou pele. 90% das pessoas afectadas pelo lúpus são mulheres com idades compreendidas entre os 15 e os 45 anos.

2.4. Sinais e sintomas de LES

Os sintomas de lúpus eritematoso sistémico (LES) podem variar muito de pessoa para pessoa. Algumas pessoas podem apresentar apenas alguns sintomas ligeiros, enquanto que outras podem ser mais severamente afectadas. Os três principais sintomas do LES são fadiga, dores nas articulações e erupções cutâneas **(Somers *et* al. , 2014).**

As pessoas com lúpus produzem anticorpos anormais no seu sangue que visam tecidos dentro do seu próprio corpo em vez de agentes infecciosos estranhos. Estes anticorpos são referidos como autoanticorpos. Como os anticorpos e as células de acompanhamento da inflamação podem afectar tecidos em qualquer parte do corpo, o lúpus tem o potencial de afectar uma variedade de áreas **(Yehia *et* al., 2014).**

Por vezes o lúpus pode causar doenças da pele, coração, pulmões, rins, articulações, e/ou sistema nervoso. Quando apenas a pele está envolvida por erupções cutâneas, a condição chama-se lúpus dermatite ou lúpus eritematoso cutâneo. Uma forma de lúpus dermatite que pode ser isolada à pele, sem doença interna, é chamada lúpus discóide. Quando estão envolvidos órgãos internos, a condição é referida como lúpus eritematoso sistémico (LES). O lúpus pode e muitas vezes afecta muitos sistemas diferentes no corpo, e portanto, se tiver lúpus, os sintomas e sinais que pode experimentar dependerão muito da parte do corpo que está a ser afectada pela doença, como mostra a **Figura (4) (Kiriakidou *et al.* ,2013).**

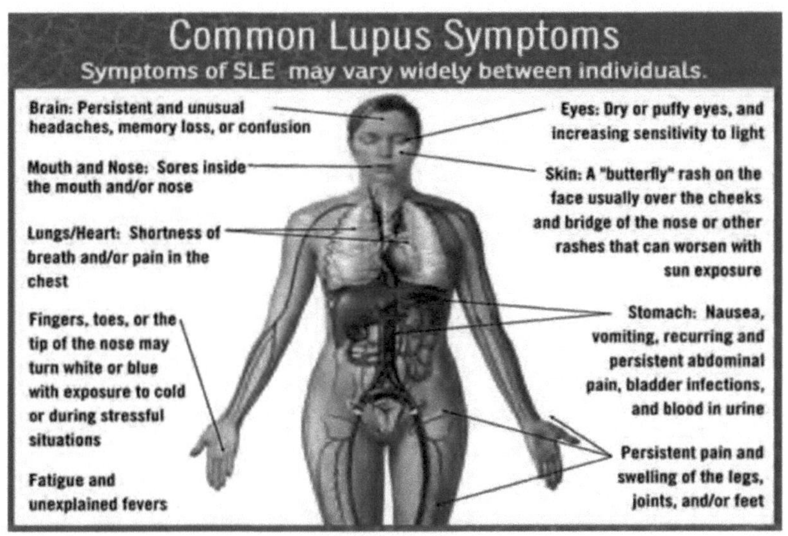

Figura (4): Sintomas comuns do lúpus (revisto por (Kiriakidou *et (A*, 2013))

2.5. Causas do lúpus eritematoso sistémico

O lúpus eritematoso sistémico é uma doença auto-imune. Num sistema imunitário normal, o corpo liberta proteínas (anticorpos) para combater vírus, toxinas e outras substâncias estranhas potencialmente nocivas (antigénios). Com o lúpus e outras doenças auto-imunes, o sistema imunitário não funciona correctamente. Produz anticorpos auto-imunes que atacam e destroem erroneamente as células e tecidos saudáveis do próprio corpo. Estes auto-anticorpos também provocam inflamação, o que pode levar a danos nos órgãos. Autoanticorpos chamados anticorpos antinucleares (ANA) são detectáveis na maioria, embora não em todos os doentes com LES (Emanuele *et al, 2014).*

Os cientistas não sabem exactamente o que causa a resposta imunitária anormal associada às doenças auto-imunes. É muito provavelmente uma combinação de factores genéticos e ambientais (Figura 5) (Salmão e Boumpas, 2010).

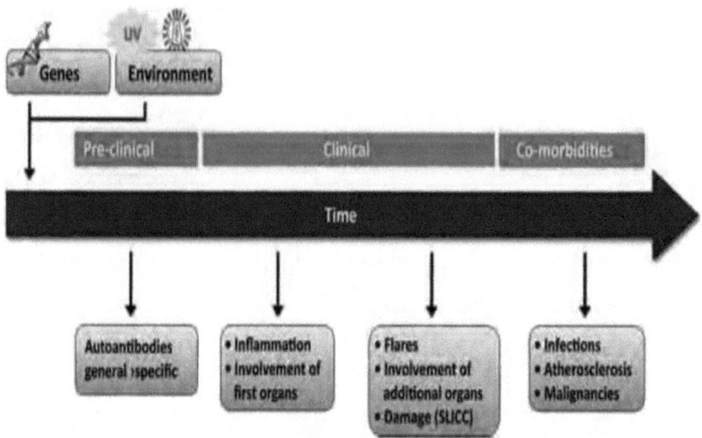

Figura (5): Combinação entre factores ambientais e genéticos em lúpus (bj' revisto (Salmão e Boumpas, 2010))

2.5.1. Influências ambientais

Nas pessoas geneticamente susceptíveis, existem vários factores externos que podem desencadear sintomas (erupções cutâneas). Os possíveis factores desencadeantes do LES incluem constipações, fadiga, stress, químicos, luz solar, e certas drogas. Os diferentes estímulos ambientais foram resumidos na Tabela (2) (Anselm e Sen, 2014).

Tabela (2): Factores ambientais que podem causar lúpus

Vírus	Algumas investigações sugerem uma associação entre o vírus Epstein-Barr (EBV), a causa da mononucleose, e o aumento do risco de lúpus, particularmente para os afro-americanos.
Luz solar	Os raios ultravioleta (UV) encontrados na luz solar são importantes desencadeadores do LES. A luz UV é classificada como UVB ou UVA, dependendo do comprimento da onda. Os comprimentos de onda UVB mais curtos são os que causam mais danos.
Fumar	O fumo pode ser um factor de risco para desencadear o LES e pode aumentar o risco de problemas de pele e rins nas mulheres que têm a doença.
Produtos químicos	Embora nenhum produto químico tenha sido definitivamente ligado ao LES, a exposição profissional à sílica cristalina tem sido estudada como um possível desencadeador. Alguns medicamentos prescritos estão associados a uma síndrome de lúpus temporário (lúpus induzido por drogas), que se resolve após a paragem destas drogas.
Hormona Terapia de Substituição	A terapia de reposição hormonal (HRT), que é utilizada para aliviar estes sintomas, aumenta o risco de coágulos de sangue e problemas cardíacos, bem como de cancro da mama.
Oral Contraceptivos	As mulheres doentes com lúpus costumavam ser advertidas contra a toma de contraceptivos orais (OCs) devido à possibilidade de o estrogénio poder desencadear erupções de lúpus.

2.5.2. Factores genéticos

As pessoas que desenvolvem uma doença auto-imune podem ter uma predisposição genética. Os investigadores estimam que 20 - 100 factores genéticos diferentes tornam uma pessoa susceptível ao LES. O Lúpus é geralmente influenciado por polimorfismos genéticos, 30 dos quais foram agora ligados à doença. Alguns destes polimorfismos foram, no entanto, ligados muito provisoriamente, uma vez que o papel que desempenham ou o grau em que influenciam a doença é desconhecido **(Kiriakidou *et al.*, 2013).**

Outros genes que se pensa geralmente estarem associados ao Lúpus são os da família do antigénio leucocitário humano (HLA), que estão em grande parte relacionados com o funcionamento saudável do sistema imunitário. Tem havido vários casos em que uma única influência genética parece estar presente, mas isto é raro. Quando uma única deficiência genética causa Lúpus, é geralmente atribuída aos genes Cl, C2, ou C4. A influência dos cromossomas sexuais pode causar o desenvolvimento do lúpus. O LES é uma das muitas doenças auto-imunes que têm um forte preconceito de género, sendo 70-90% dos doentes com LES do sexo feminino. Várias explicações foram postuladas para explicar a gravidade das doenças auto-imunes nas fêmeas, incluindo diferenças hormonais, microbiota, e dosagem de genes. Entre os genes que se sabe contribuírem para a patogénese do LES encontra-se o CD40, que se encontra no cromossoma X **(Jose *et al.*, 2013).**

2.6. Patogénese do lúpus eritematoso sistémico

A patogénese do lúpus permanece pouco clara embora o conceito de apoptose explique de alguma forma como o sistema imunitário pode reconhecer predominantemente antigénios intracelulares. Os auto-antigénios são libertados por células necróticas, bem como por células apoptóticas. Os defeitos na libertação de células apoptóticas foram descritos no LES que podem levar a uma absorção aberrante por macrófagos que depois apresentam os antígenos anteriormente intracelulares às células T e B, conduzindo assim ao processo auto-imune **(Figura 6) (Crow, 2013).**

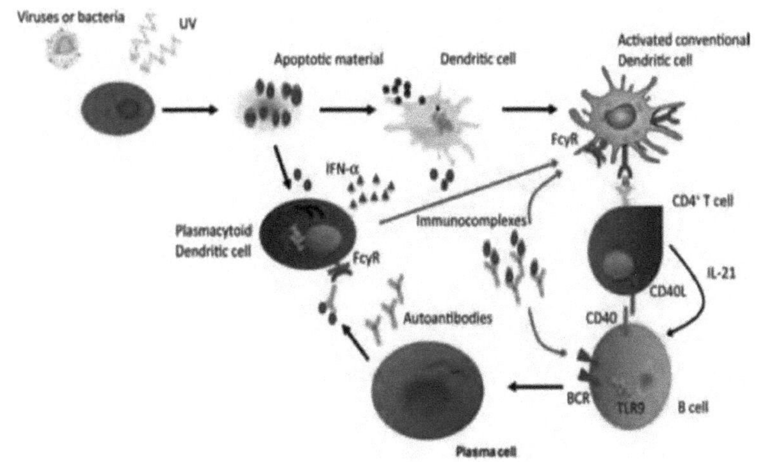

Figura (6): patogénese do lúpus eritematoso (*Hy* revisto (Crow, 2013))

2.6.1. Autoanticorpos

Foram documentados múltiplos tipos de células nos braços adaptativos e inatos do sistema imunitário para contribuir para a patogénese do lúpus, quer sistemicamente quer nos órgãos finais. Uma das características patogénicas do LES é a elaboração de anti-ADN, e os anticorpos antinucleares autoanticorpos relacionados, anticorpos para uma grande variedade de antigénios auto são uma marca do LES (Barbara e Nicolas, 2016).

Em particular, os anticorpos anti- DNA com cadeias duplas (anti-dsDNA) estão associados à lupus nephritis, e à actividade da doença. Dois modelos distintos foram propostos para explicar a origem dos anticorpos patogénicos no LES. Um modelo sugere que os anticorpos antidsDNA auto-infectantes patogénicos surgem de células B auto-reactivas ingénuas através da activação de células B policlonais, que é independente do antigénio; o modelo alternativo propõe que os anticorpos antidsDNA adquiram auto-reactividade por mutação somática, e a resposta antidsDNA no LES é impulsionada pelo antigénio (Susan e Tak, 2015).

2.6.2. Citocinas em lúpus eritematoso sistémico

As citocinas são proteínas solúveis de baixo peso que são produzidas por diferentes células do sistema imunitário inato e adaptativo. Mediam a activação ou regulação funcional do sistema imunitário através da ligação a receptores de superfície celular. Desempenham um papel fundamental na diferenciação, maturação e activação de várias células imunitárias **(Guillermo e Albert, 2014)**.

No LES, estas moléculas são provavelmente o produto de desencadeadores endógenos ou exógenos da resposta auto-imune, bem como o esforço das células do sistema imunitário para ganhar controlo sobre o seu componente activado. Algumas citocinas, tais como a interleucina 6 (IL-6), a interleucina 10 (IL-10), o interferão alfa (INF-a), e o factor de necrose tumoral alfa (TNF-a) podem servir como biomarcadores para monitorizar a actividade da doença, e prever a gravidade da doença **(Figura 7) (Laurie al., 2011)**.

O TNF-a pode promover um desarranjo na regulação imunitária, e pode ser o único factor potencialmente responsável pela indução de autoanticorpos. Contudo, o TNF-a é a mais importante citocina pró-inflamatória, está directamente envolvido na apoptose, e na patogénese de várias doenças reumáticas, tais como a artrite reumatóide **(Jing *et al.*, 2015)**.

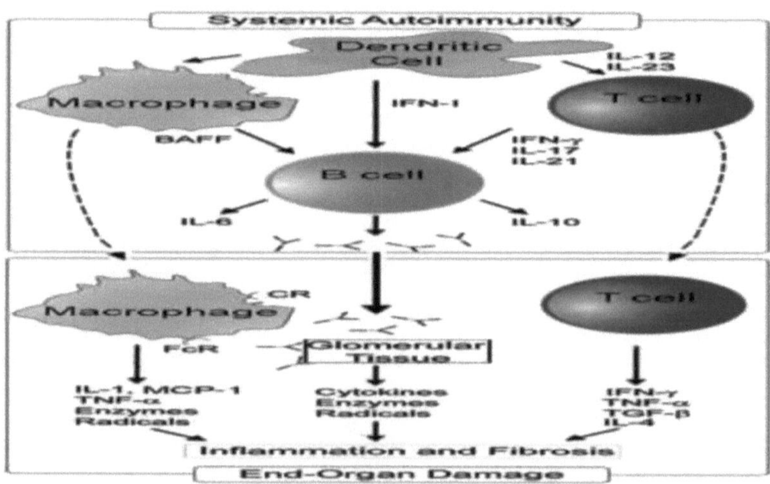

Figura (7): O papel dos citocompostos no sistema e órgão final autoimune iniciou interacções em lúpus (revisto por (Laurie *et aL,* 2011)).

2.7. Factores de risco

A. Género

Cerca de 90% dos doentes com lúpus são mulheres, a maioria diagnosticada quando estão nos seus filhos com anos de vida. As hormonas podem ser uma explicação Depois da menopausa, as mulheres têm apenas *2,5* vezes mais probabilidades do que os homens de contrair LES. As crises também se tornam um pouco menos comuns após a menopausa em mulheres que têm LES crónico **(Grainne e David, 2012)**.

B. Idade

A maioria das pessoas desenvolve o LES entre os *15* - 44 anos de idade. Cerca de 15% dos doentes experimentam o início dos sintomas antes dos 18 anos **(Filiz e Gulumser, 2015)**.

C. Raça e Etnia

Os afro-americanos são três a quatro vezes mais susceptíveis de desenvolver a doença do que os caucasianos, e de ter complicações graves. Os hispânicos e asiáticos são também mais susceptíveis à doença **(Atisha 2011)**.

D. História da Família

A história de uma família desempenha um forte papel no LES. Um irmão ou irmã de um doente com a doença tem 20 vezes o risco como alguém sem um membro imediato da família com LES **(Paula *et al.*, 2011)**.

2.8. Diagnóstico do lúpus eritematoso sistémico

O LES pode ser difícil de diagnosticar. Os sintomas podem flutuar, e imitar os de outras doenças. Um médico fará um diagnóstico de LES com base em sintomas, história médica, exame físico, e teste sanguíneo para anticorpos antinucleares. O American College of Rheumatology (ACR) tem um sistema de classificação para ajudar os médicos a diagnosticar, ou excluir, o LES **(Hahn** *et al.,* **2012)**. De acordo com o ACR, pelo menos quatro dos 11 critérios devem estar presentes para um diagnóstico de lúpus **(Quadro 3)**.

Tabela (3): Critérios ACR para Diagnóstico do Lúpus Eritematoso Sistémico

1   Borboleta (malar) erupção cutânea nas bochechas e nariz

2   erupção discóide (pele), que aparece como manchas vermelhas escamosas

3   Fotosensibilidade

4   Úlceras orais (boca)

5   Artrite em duas ou mais articulações; as articulações terão sensibilidade e inchaço mas não terão ficado deformadas

6   Inflamação do revestimento em torno dos pulmões (pleurite) ou do coração (endocardite)

7   Evidência de doença renal

8   Provas de doenças neurológicas graves, tais como convulsões ou psicose

9   Perturbações sanguíneas, incluindo baixas contagens de glóbulos vermelhos e brancos e plaquetas

10 Anormalidades imunológicas evidenciadas por testes positivos para ADN anti-dsDNA, anti-SM, anti-Ro, e anticorpos anti-LA

11 Teste de anticorpos antinucleares (ANA) positivo

No cenário clínico certo, leucopenia ou linfopenia, anemia, ou trombocitopenia com um ANA positivo de 1:60 ou superior, sugere um diagnóstico de LES. O painel de ANA pode exibir padrões de anticorpos tais como dsDNA, RNP, Smith, SSA, SSB, ou histonas. Lista alguns dos testes comuns, e anomalias esperadas, os possíveis mecanismos, características clínicas, auto-anticorpos, e especificidades sugeridas **(Tabela 4) (Feng** *et al.,* **2013)**.

Tabela (4): Testes de diagnóstico para Lúpus Eritematoso Sistémico

CBC plus diferencial	Anemia, trombocitopenia, leucopenia, linfopenia, neutropenia ocasional	Autoanticorpos para hemácias (Coombs), linfócitos, plaquetas	Marcadores de actividade de doenças para SLE e, APLA Monitorizar os efeitos secundários dos medicamentos
Básico metabólico painel	Elevada relação BUN/Cr	Glomerulonefrite complexa imune na trombose da artéria renal do LES da APLA	Diagnóstico Seguimento da nefrite do LES Monitorizar os efeitos secundários da droga
ESR e CRP	Elevado	Marcadores Inflamatórios	Marcador de actividade da doença para acompanhamento se elevado no diagnóstico
Complemento (C3, C4)	Baixo	Consumo complexo imune	O marcador de actividade da doença Baixo C3 e C4 também pode ser visto em algumas deficiências do complemento primário
Urina química	Proteinúria, hematúria, hemácias, hemácias e moldes mistos	Glomerulonefrite ou danos glomerulares	Nefrite e/ou síndrome nefrótica do LES

dsDNA anticorpo	Os títulos positivos mais elevados parecem prever por vezes a gravidade da doença	Anticorpos para o dsDNA	Diagnóstico do LES Pode ser utilizado como um marcador da actividade da doença ausente no lúpus induzido por fármacos Títulos superiores no envolvimento renal

2.9. Tratamento

O tratamento consiste principalmente em medicamentos imunossupressores (por exemplo, hidroxicloroquina, e corticosteróides). A U.S. Food and Drug Administration (FDA) aprovou o primeiro novo medicamento para lúpus em mais de 50 anos a ser utilizado nos EUA, belimumab **(Bertsias *et al.*, 2013).**

3. Artrite reumatóide

3.1. Definição

A artrite reumatóide (AR) é o tipo mais comum de artrite auto-imune. A artrite reumatóide é uma doença auto-imune grave que ataca as articulações e outras partes do corpo. Como pode afectar múltiplos outros órgãos do corpo, a artrite reumatóide é referida como uma doença sistémica, e é por vezes chamada doença reumatóide. A artrite reumatóide que começa em pessoas com menos de 16 anos de idade é referida como artrite idiopática juvenil **(Hinks , 2013).**

3.2. Epidomologia

A artrite reumatóide tem uma distribuição mundial com uma prevalência estimada de 1 a 2%. A prevalência aumenta com a idade, aproximando-se dos 5% nas mulheres com mais de 55 anos de idade. A incidência média anual nos Estados Unidos da América é de cerca de 70 por 100.000 anos. Tanto a incidência como a prevalência da artrite reumatóide são duas a três vezes maiores nas mulheres do que nos homens. Embora a artrite reumatóide possa apresentar-se em qualquer idade, os pacientes são mais frequentemente afectados pela primeira vez nas terceira a sexta décadas **(Gibofsky, 2012).**

3.3. Classificação da artrite reumatóide

A artrite reumatóide (AR) é uma doença inflamatória comum caracterizada pela inflamação poli-articular do tecido sinovial. A pontuação de actividade da doença (DAS) é uma ferramenta utilizada para monitorizar a actividade da doença na AR. A DAS combina contagens de articulação tenra e inchada, um marcador inflamatório, e uma medida de saúde geral relatada pelo paciente **(Louise *al.,* 2015).** A primeira DAS foi baseada num exame de 44 articulações (DAS44) , e foi posteriormente seguida por uma versão reduzida e simplificada baseada em 28 articulações, a pontuação da actividade da doença em 28 articulações (DAS-28) foi calculada de acordo com: **DAS28=0,56*V (t28) +0,28*V (sw28) + 0,70*Ln (ESR) +0,014*VAS.** O nível de actividade da doença

RA é definido como baixo (DAS28 < 3,2), moderado (3,2 < DAS28 < 5,1), ou alto (DAS28 >5,1) (Prevoo et **al 1995).**

3.4. Sinal e sintomas

A artrite reumatóide afecta principalmente as articulações, embora também possa causar problemas noutras partes do corpo. Os sintomas da artrite reumatóide desenvolvem-se frequentemente gradualmente ao longo de várias semanas, mas alguns casos podem progredir rapidamente ao longo de vários dias. Podem ir e vir, e podem mudar com o tempo. Pode, ocasionalmente, sentir crises quando a sua condição se deteriora e os sintomas se tornam mais graves **(Maurizio *et al2014*).**

A artrite reumatóide é principalmente uma condição que afecta as articulações. Pode causar problemas em qualquer articulação do corpo, embora as pequenas articulações das mãos e dos pés sejam frequentemente as primeiras a ser afectadas. A artrite reumatóide afecta tipicamente as articulações simetricamente **(Savia *et al.*, 2016).**

3.5. Causas da artrite reumatóide

A artrite reumatóide ocorre quando o seu sistema imunitário ataca o sinovium, o revestimento das membranas que envolvem as suas articulações. A inflamação resultante espessa o sinovium, que pode eventualmente destruir a cartilagem, e o osso dentro da articulação **(Figura 8).** Os tendões e ligamentos que mantêm a articulação unida enfraquecem e esticam. Gradualmente, a articulação perde a sua forma, e o alinhamento **(Floris e Willemijn, 2012).**

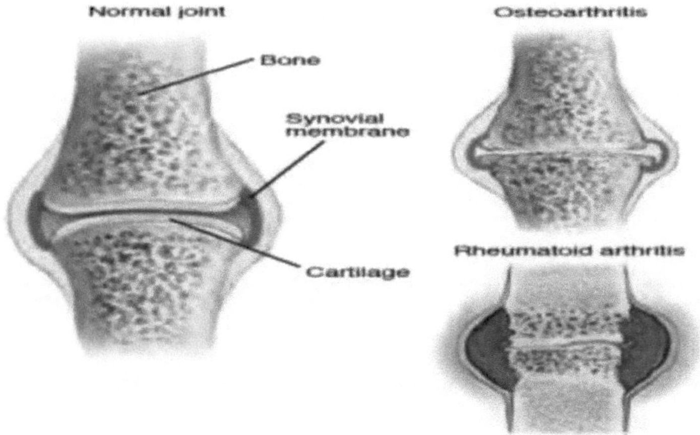

Figura (8): Artrite reumatóide vs. osteoartrite (revista por (Fbris e Wiflemijn, 2012))

3.5.1. Factores ambientais

Havia muitos factores ambientais que poderiam causar artrite reumatóide **(Quadro 5).**

Tabela (5): Despoletadores ambientais que podem causar AR

Fumar	Fumar é o risco mais significativo de carraças não genéticas, sendo a AR até três vezes mais comum nos fumadores do que nos não-fumadores, particularmente os homens, os fumadores pesados, e os que são lheumatóides positivos (Virgínia e Ralmon, 2012).
Vírus	Os estudos epidemiológicos confirmaram uma potencial associação entre a AR e duas infecções pelo vírus do herpes: O vírus Epstein-Barr (EBV), o vírus ard *6 do* herpes humano (HHV-6). Os indivíduos com AR são mais susceptíveis de apresentar uma resposta imatura anormal ao EBV, e têm níveis elevados de anticorpos anti-EBV Josephine e Branka, 2013)l
Vitamina D deficiência	A deficiência de vitamina D é moie comum nas pessoas com artrite reumatóide do que na população em geral. Hcwever, quer a deficiência de vitamina D seja uma causa ou uma consequência da doença permanece unckar.lc^25-dihydroxyvitamin D3 (1,25D), um metabolito activo da vitamina D, afecta indirectamente o metabolismo ósseo através do controlo do cálcio, e a homeostase do fosfato A interacção entre 1,25D e o receptor de vitamina D (VDR) afecta a produção de RANKL, e atrasa a génese do osteoclast (Tflgenlae/ta/, 2012).

3.5.2. Influência genética

Acredita-se que metade do risco para a AR é genético. Está fortemente associado ao complexo de histocompatibilidade do tipo de tecido herdado (MHC) antigénio HLA-DRB1 (mais especificamente os alelos epitopos partilhados, incluindo 0401 e a bomba 0404), e os genes PTPN22, e a história da família PADI4-hence é um importante factor de risco. A herança do gene PTPN22 demonstrou duplicar a susceptibilidade de uma pessoa à AR. O PADI4 foi identificado como um factor de risco importante em pessoas de ascendência asiática, mas não naquelas de ascendência europeia. A taxa de prevalência de parentes de primeiro grau é de 2-3%, e a concordância genética da doença em gémeos monozigóticos é de aproximadamente 15-20% **(Weronica al.,2014).**

3.6. Patogénese da AR

Tanto os factores genéticos como ambientais estão implicados na fisiopatologia da doença. O tabagismo é o principal risco ambiental para a AR. 50% do risco de ter AR é atribuível a factores genéticos. Dor, rigidez e sinovite (inflamação da membrana sinovial) das articulações são sintomas típicos dos doentes com AR **(Tibor et al, 2014).**

3.6.1. Reabsorção óssea

Em condições fisiológicas normais, existe um equilíbrio entre a formação óssea e a reabsorção óssea. Em doentes com AR, este equilíbrio é perturbado em favor da reabsorção óssea. A AR está principalmente associada à inflamação dentro das articulações periféricas, e à destruição dos tecidos e estruturas articulares **(Eva *et al.*, 2013).**

A reabsorção óssea depende dos osteoclastos que são células gigantes multinucleadas que se desenvolvem a partir de células hematopoiéticas da linhagem monocyte/macrophage na interface entre o tecido sinovial, e o osso articular. A erosão óssea permite a invasão de células da membrana sinovial, e resulta na formação do pannus **(Ernest, 2012).**

O pano é uma camada anormal de tecido de granulação composto por células imunitárias, vasos sanguíneos e células fibrosas. Começa a crescer a partir da membrana sinovial, e acaba por invadir a articulação na AR, causando destruição irreversível das cartilagens, e erosão óssea. O influxo de precursores osteoclastos em tecido sinovial inflamado e a sua diferenciação em osteoclastos maduros é controlada por citoquinas. O factor estimulante da macro-colónia (M-CSF), e o RANKL são essenciais para a maturação dos osteoclastos. O M-CSF é produzido principalmente por fibroblastos sinoviais e células endoteliais **(Siddaraju *et al.*, 2013).**

Embora o M-CSF seja essencial para a osteoclastogénese, por si só é insuficiente para induzir a diferenciação final dos osteoclastos. RANKL é necessário para induzir as etapas finais de maturação dos osteoclastos, e a sua actividade de restauração óssea. RANKL é predominantemente expresso por células mesenquimais sinoviais incluindo fibroblastos e células T sinoviais activadas. A osteoprotegerina é um receptor de engodo solúvel que, ao ligar RANKL, previne a osteoclastogénese dependente de RANKL **(Matthew e Yongwon, 2014).**

3.6.2. Autoanticorpos e citocinas em AR

A AR pertence à família das doenças auto-imunes. A auto-imunidade na AR refere-se à produção de anticorpos específicos para a imunoglobulina G, chamada factor reumatóide, ou ACPAs, inflamação crónica e danos articulares (incluindo a membrana sinovial, cartilagem e osso). Sabe-se que um espectro de auto-anticorpos está especificamente associado à AR. Estes anticorpos que ligam a isoforma cítrica das proteínas são colectivamente denominados ACPAs. Recentemente, foi demonstrado que os ACPAs podem reconhecer vimentina citrullinated expressa na superfície das células precursoras de osteoclastos. A ligação de ACPAs à superfície celular induz a diferenciação dos osteoclastos através da estimulação autocrina de TNF - uma produção que leva à perda óssea **(Akilan *et til.*, 2015).**

Durante a diferenciação osteoclasta, a produção de peptidylarginina deiminase (PAD) 2, uma enzima responsável pela citrulina proteica, aumenta **(Byungki *et al.*, 2015).**

Um fluxo de cálcio activará o PAD2, e subsequentemente o PAD2 activado citrulina vimentina, que é abundantemente expressa na superfície das células da osteoclastina **(Kin *et al.*, 2014).**

A inflamação crónica na AR é suportada pela indução da auto-imunidade, e pelo desequilíbrio entre as citocinas pró e anti-inflamatórias. As citocinas regulam uma vasta gama de processos inflamatórios associados à patogénese da AR, e estão abundantemente presentes no soro dos doentes com AR, e no sinovium artrítico. Uma vez que a inflamação sinovial ou sinovite se desenvolve a partir da auto-imunidade na AR, desencadeadores adicionais tais como a produção de citocinas pró-inflamatórias, por exemplo, TNF-a, IL-ip e IL-6 estimulam ainda mais a osteoclastogénese (desenvolvimento de osteoclastos reabsorventes ósseos), e a erosão óssea. A inibição das citocinas é uma das abordagens mais eficazes para retardar ou mesmo parar a erosão óssea e prevenir a progressão da perda óssea sistémica **(Figura 9) (Theodoros *et* 2013)**

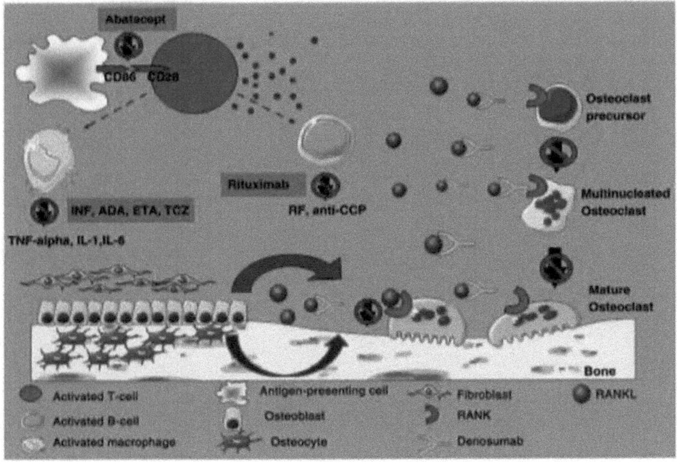

Figura (9): Patogénese da AR (revista por (Theodoros et al., 2013))

3.7. Factor de risco

Factores que podem aumentar o seu risco de artrite reumatóide:

- **O sexo: As mulheres são mais susceptíveis do que os homens de desenvolver artrite reumatóide (Carolina *etal.*> 2012).**

- **Idade: A artrite reumatóide pode ocorrer em qualquer idade, mas começa mais frequentemente entre os 40, e os 60 anos (Lena *etaL,* 2012).**

- **História da família:** Se um membro da sua família tiver artrite reumatóide, poderá ter um risco acrescido da doença (Thomas *etal.,* 2016).

- **Obesidade: As pessoas com excesso de peso ou obesas parecem estar em maior risco de desenvolver artrite reumatóide, especialmente nas mulheres diagnosticadas com a doença quando tinham *55 anos* ou menos (Crowson *et* al., 2013).**

3.8. Diagnóstico

Nenhum teste laboratorial irá confirmar definitivamente um diagnóstico de artrite reumatóide. Contudo, a informação dos testes seguintes contribui para o diagnóstico, e gestão **(Quadro 6) (Saad *et*, 2015).**

Tabela (6): Testes de diagnóstico para AR

Teste	Informações biológicas
Hemograma completo (CBC)	O hemograma mostra uma anemia ligeira em aproximadamente 25 a 35% dos doentes com AR. A contagem de glóbulos brancos é normalmente normal em doentes com artrite reumatóide, mas pode ser ligeiramente elevada secundária à inflamação, e também pode ser muito baixa num subgrupo de doentes com síndrome de Felty. Do mesmo modo, a contagem de plaquetas é normalmente normal mas a trombocitose ocorre em resposta à inflamação.
Função do fígado e dos rins	Os testes químicos são normalmente normais na artrite reumatóide, com excepção de uma ligeira diminuição na albumina e aumento na proteína total, reflectindo o processo inflamatório crónico. As funções renal e hepática são importantes para verificar antes de iniciar o tratamento e são seguidas ao longo do tempo com muitos medicamentos.
RF e anti-CCP	Um factor reumatóide positivo está presente em 70-80% dos doentes com AR. Um anti-CCP positivo é um marcador mais específico para a AR e é encontrado em proporções semelhantes de doentes no decurso da doença. Níveis elevados de Anti-CCP também parecem estar ligados a uma maior gravidade da doença.
ESR e CRP	As medidas de inflamação são frequentemente, mas nem sempre aumentadas na AR. A taxa de sedimentação de eritrócitos (ESR) é normalmente elevada em doentes com AR e em alguns doentes é um coadjuvante útil no seguimento da actividade da doença. A proteína C-reactiva (PCR) é outra medida de inflamação que é frequentemente elevada, e melhora com o controlo da actividade da doença.

Sobre as expressões de certas citocinas, tais como IL-1, IL-6, IL-8, IL-17, IL- 21, factor de necrose tumoral (TNF-a), e granulocito-macrófago factor estimulante (GM-CSF), foram observadas em doentes com AR. Estas citocinas podiam promover inflamação da membrana sinovial, e reabsorção osteocartilaginosa através da estimulação de mediadores osteoclásticos. Além disso, a TNF demonstrou a sua contribuição para a patogénese da AR numa fase inicial. É produzido localmente na articulação por macrófagos sinoviais, e linfócitos infiltrando o sinóvio articular.

O TNF foi reconhecido como uma citocina patogénica chave que conduz a um meio patogénico de citocinas, levando a danos nos tecidos **(Sam 2015).**

3.9. Tratamento

Não há cura para a artrite reumatóide, mas o tratamento pode ajudar a reduzir a inflamação nas articulações, aliviar a dor, prevenir ou retardar danos nas articulações, reduzir a incapacidade, e permitir-lhe viver uma vida tão activa quanto possível **(De Wit 2011).**

O tratamento e apoio precoce - incluindo mudanças de estilo de vida, medicação, tratamentos de apoio e cirurgia - pode reduzir o risco de danos nas articulações, e limitar o impacto da condição. O National Institute for Health and Care Excellence (NICE) produziu orientações sobre a gestão da artrite reumatóide em adultos **(Radner *et al* 2014).**

Há uma série de medicamentos disponíveis que podem ser utilizados para ajudar a impedir que a artrite reumatóide piore, e reduzir o seu risco de novos problemas. Estes estão frequentemente divididos em dois tipos de medicamentos: "medicamentos anti-reumáticos modificadores de doenças (DMARD), e "tratamentos biológicos" **(Salomão, 2014).**

A. Medicamentos anti-reumáticos modificadores da doença (DMARDs)

Uma combinação de comprimidos de DMARD como parte do seu tratamento inicial, uma vez que estes medicamentos são particularmente eficazes para aliviar os sintomas da condição e retardar a sua progressão **(Smolen *et al.*, 2014).**

Os DMARD funcionam bloqueando os efeitos dos químicos libertados quando o sistema imunitário ataca as articulações, que de outra forma poderiam causar mais danos aos ossos, tendões, ligamentos e cartilagem próximos. Existem muitos DMARDs diferentes que podem ser usados, incluindo o metotrexato, leflunomida, hidroxicloroquina, e sulfasalazina **(De Jong, 2014).**

O metotrexato é normalmente o primeiro medicamento administrado para a artrite reumatóide, muitas vezes juntamente com outro DMARD e um pequeno curso de corticosteróides para aliviar qualquer dor. Também pode ser combinado com os tratamentos biológicos **(Burmester, 2013).**

B. Tratamentos biológicos

Os tratamentos biológicos são uma forma de tratamento mais recente para a artrite reumatóide. Incluem etanercept, infliximab, adalimumab, certolizumab, golimumab, rituximab, abatacept, e tocilizumab. São geralmente tomados em combinação com metotrexato ou outro DMARD e normalmente só são usados se estes medicamentos não tiverem sido eficazes **(Laszlo *et al.*, 2015).**

4. Factor de Necrose Tumoral alfa (TNF-a)

4.1. Descrição

O factor de necrose tumoral (TNF, factor de necrose tumoral alfa, TNFa, cachexin, ou cachectin) é uma proteína de sinalização celular (citocina) envolvida na inflamação sistémica, e é uma das citocinas que compõem a reacção de fase aguda. É produzida principalmente por macrófagos activados, embora possa ser produzida por muitos outros tipos de células tais como linfócitos CD4+, células NK, neutrófilos, mastócitos, eosinófilos, e neurónios **(Gabriel e Jeronia,2014).**

O papel principal do TNF é na regulação das células imunitárias. O TNF, sendo um pirogénio endógeno, é capaz de induzir febre, morte de células apoptóticas, caquexia, inflamação, e inibir a tumorgénese, e a replicação viral e responder à sepsis via células produtoras de IL1& IL6. A desregulação da produção de TNF tem estado implicada numa variedade de doenças humanas, incluindo Alzheimer (Fengjin **e Linlan,2015),** cancro **(Rudi *et al.,*2013),** depressão grave **(Beatrice *et al.*,2015),** psoríase **(Michelle *et* a/.,2014),** e doença inflamatória intestinal (IBD) **(Xiao *et* a/.,2014).** Embora ainda controversos, os estudos sobre depressão e IBD estão actualmente ligados aos níveis de TNF **(Nagaishi *et al.*, 2016).**

O TNF recombinante é utilizado como um estimulante imunitário sob a tasonermina da DCI. O TNF pode ser produzido ectopicamente no cenário de malignidade, e paralela à hormona paratiróide tanto na causa de hipercalcemia secundária, como nos cancros com os quais a produção excessiva está associada **(Juliette e Richard, 2015).**

4.2. Localização citogénica do gene TNF-a.

O gene humano TNF (TNFA) estava localizado a 6p21,3, que é o braço curto (p) do cromossoma 6 na posição 21,3 Localização Molecular: pares de bases 31.575.567 a 31.578.336 no cromossoma 6 (Figura 10) (Mohd *et al.,* 2016).

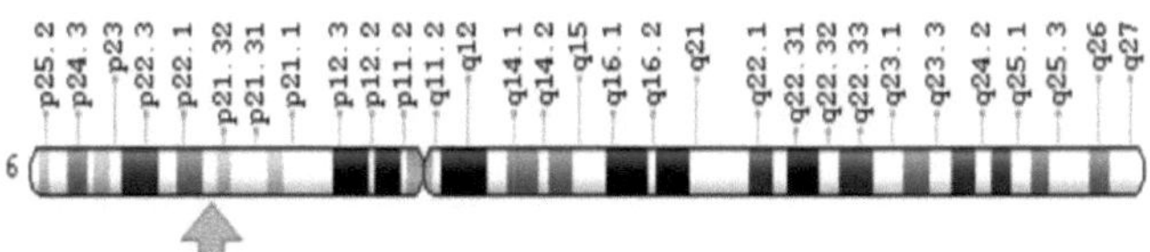

Figura (10): **Localização citogenética do gene TNF-a** (revista por (Mohd *et al.* **2016**)).

4.3. Transcrição

A expressão do gene TNFa gera um mRNA de TNFa com tamanho de 1,669nt. A região 3'-UTR do mRNA do TNFa contém um conjunto de elementos "AUUUA" que podem ser vistos entre muitos mRNAs com uma meia-vida curta, (AUU AUUUU AUUUAUUUUUAUUUUU AUUUA). Foram identificados múltiplos elementos de ligação NF-kB na região promotora do gene TNFa (Joseph *et al.,* 2011).

4.4. Proteína TNF-α

4.4.1 Descrição

A proteína TNFa humana contém 233 aminoácidos com um peso molecular predicado de 25,6 kDa. O TNFa é produzido inicialmente numa forma associada a uma membrana, que é depois submetida à remoção enzimática dos 76 aminoácidos N-terminais por TACE/ADAM17, uma enzima conversora de TNFa, para gerar a molécula solúvel de 17kDa TNFa, que forma o homotrimer. O TNFa é o primeiro membro prototípico identificado na superfamília TNF (Sergio *etal.,* 2013).

Embora cada membro tenha a sua própria preferência de receptor, uma sobreposição funcional, como a indução de apoptose e a activação de NF-kB, tem sido observada entre a maioria destes membros, todos estes membros apresentam uma conservação evolutiva nas suas sequências de aminoácidos, muitos dos quais apresentam características de proteínas de membrana do tipo II **(Tianyu *et a/.,*2015).**

Estas características da superfamília TNF sugerem que os membros desta família podem derivar do mesmo gene ancestral. Vários membros contêm um domínio conservado terminal C, denominado domínio TNF-homologia, que partilha 20- 30% da identidade da sequência. Excepto TNFSF1 (linfotoxina a) e TNFSF3 (linfotoxina b) que podem formar tanto homotrimer como heterotrimer, a forma activa de outros membros desta família é homotrimer **(Kai *et* 2012)**.

4.4.2. Expressão

TNF-α é expressa praticamente em todos os tipos de células em resposta a sinais inflamatórios **(Lisa e Michael, 2014)**.

4.4.3. Função

As fontes celulares mais abundantes de TNF-a são a macrófago, e o monócito. Em resposta à estimulação inflamatória, o macrófago ou monócito segrega TNF-a que pode induzir a morte apoptótica ou necrótica das células de certas linhas celulares tumorais. Além disso, o TNF-a também é capaz de induzir a proliferação celular, e diferenciação em muitos tipos de células em determinadas circunstâncias. O TNF-a pode ser um pirogénio que causa febre pela sua acção directa ou pela estimulação da secreção de interleucina 1. A geração sustentada de TNF-a numa variedade de doenças humanas, especialmente o cancro, e infecções graves, pode causar síndrome tipo cachexia **(Hajime *et al.*, 2013)**.

A expressão aumentada de TNF-a no tecido adiposo foi considerada responsável pelo desenvolvimento da obesidade ou diabetes devido à indução de resistência à insulina por TNFa **(Kassem *et al.*, 2013)**.

Todas as características funcionais acima referidas do TNFa são executadas através de membros específicos da superfamília do receptor TNF (TNFR), principalmente o TNFR1, o receptor primário para TNFa solúvel, e o TNFR2, o receptor predominante para TNFa associado à membrana. Estes receptores desencadeiam várias vias de sinalização intracelular, mais importante, a quinase IkB (IKK), e as cascatas de proteína cinase activada por mitógeno (MAPK), que governam a expressão genética através de factores de factor nuclear-kappa B (NF-kB),e factores de transcrição AP-1, respectivamente (Figura 11)

(Stephanie *etaL,* 2015).

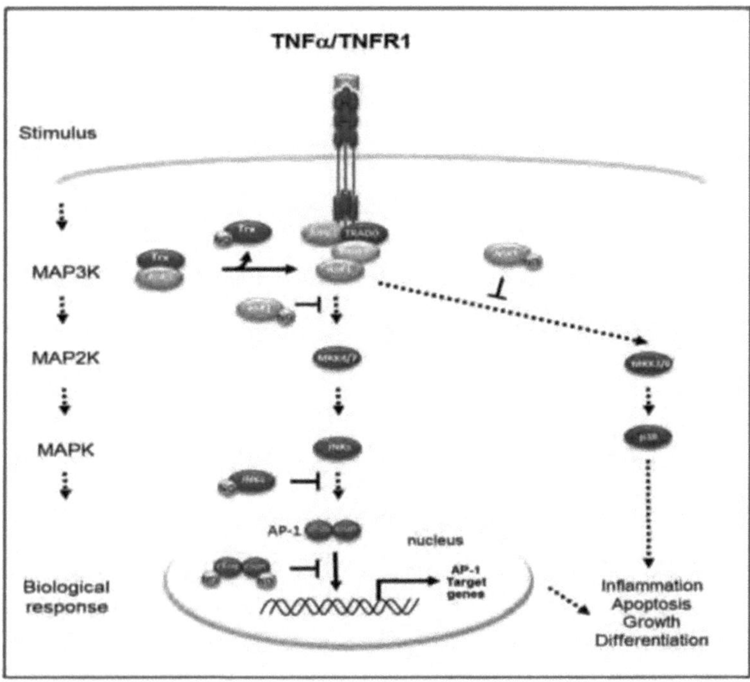

Figura (11): Caminho de sinalização de TNFR1. As hnes cinzentas tracejadas representam múltiplos passos (revisto *por* (Stephanie *et al2015*)).

4.5. TNF-tt e auto-imunodisease

TNF-awas descoberto em 1975 como uma proteína induzida por endotoxinas, que causou a necrose dos sarcomas transplantados em ratos. A importância do TNF-a na inflamação, e das doenças auto-imunes foi demonstrada pelo sucesso

de anti-TNF - um anticorpo ou administração de TNF-areceptor solúvel (TNFR) como tratamento para a AR, e outras doenças inflamatórias **(Eav *et* 2013).**

4.5.1. O papel do factor de necrose tumoral alfa (TNF-a) na patogénese do lúpus eritematoso sistémico

O factor-alfa de necrose tumoral (TNF-a) é uma citocina pleiotrópica que produz diferentes estímulos em várias condições fisiológicas, e patológicas. O nível de factor de necrose tumoral sérica *a* (TNF a) é elevado em alguns doentes com LES, e desempenha um papel na patogénese da doença. Embora o TNF seja produzido principalmente por macrófagos, e células T, também pode ser produzido por outros leucócitos, e células endoteliais **(Guillermo e Albert, 2014).**

O TNF liga-se a 2 receptores de tamanho molecular 55 kDa, denominado receptor TNF tipo I (TNFR), e 75 kDa, denominado TNFR tipo II. Ambos os TNFRs são encontrados em quase todos os tipos de células; contudo, o homo trimer de membrana expresso por fagócitos mononucleares liga apenas o TNFR tipo II **(Lisa e Michael, 20139.**

TNFR1 medeia a maioria das propriedades biológicas, tais como apoptose, e activação de NF-kB **(Figura 12) (Jixi *et al.*, 2013).** Ao oligomerizar, o TNFR1 liga-se ao domínio da morte associada ao TNFR (TRADD), que serve de plataforma para recrutar pelo menos três mediadores adicionais, a proteína 1 (RIP-1), o domínio da morte associada ao Fas (FADD), e o factor-2 associado ao receptor TNF (TRAF-2). O TNFR1 transduz sinais apoptóticos e anti-inflamatórios através do recrutamento de FADD e subsequente recrutamento e activação do Caspase 8, resultando em apoptose **(Laura *et al.*,** 2012). Em contraste, o TNFR2 carece de um domínio de morte, e interage directamente com o TRAF-2. TRAF-2 activa factores de transcrição como o factor nuclear kappa B (NF-kB), e a proteína quinase activada por stress (SAPK)/c-Jun N-terminal kinase (JNK), promovendo assim a sobrevivência e diferenciação celular, bem como respostas imunitárias, e inflamatórias **(Antonella *et al.*, 2013).**

Assim, o TNFR1 está envolvido tanto na sinalização apoptótica como anti-apoptótica, enquanto o TNFR2 está envolvido apenas no efeito anti-apoptótico do TNF. Além disso, TRADD, FADD, RIP-1, e TRAF-2 são moléculas importantes na apoptose e nas vias de sinalização inflamatória de TNF-a **(Yun *et*** *al.*, 20139.

Curiosamente, o domínio da morte intracelular de TNFR1 tende a autoassociar-se, e a apoiar o agrupamento de receptores, o que, a menos que impedido por factores intracelulares, leva à morte celular. Isto indica que existem níveis adicionais de regulação **(Riley *et al.*, 2015)**. TNF-a contribui significativamente para o desenvolvimento de células T, células B, e células dendríticas. Contudo, o *TNF-a* é também um potente mediador inflamatório, e apoptose **(Lisa e Michael, 2014)**.

Vários estudos demonstraram a correlação da sobreexpressão do TNF *a* com a actividade da doença, e a produção de anticorpos anti-dsDNA em doentes com LES **(Weckerle *et al.*, 2012)**.

A baixas concentrações plasmáticas de TNF-a estimula as células endoteliais a exprimir moléculas de adesão, e secreta quimiocinas que funcionam para recrutar leucócitos inflamatórios. TNF-a também estimula os macrófagos a produzir IL-1, e IL-6 **(Yone *et al.*, 2012)**.

Além disso, através da activação do factor nuclear kappa B (NF-kB), TNF-a promove a regulação das moléculas do complexo principal de histocompatibilidade (MHC), produção de interferão gama (IFN-y), e receptor TNF 2 (TNFR2) **(Gabriel e Jeronia, 2014)**.

A confusão relativa aos mecanismos de acção do TNF-a deve-se em parte à considerável gama de efeitos fisiológicos potencialmente mediados por esta citocina. O TNF-a apresenta efeitos citotóxicos em diferentes tipos celulares enquanto modula diferentes actividades, incluindo a indução de outras citocinas, e em particular a regulação da adesão vascular, e moléculas de MHC **(Dobroslav *et al.*, 2014)**.

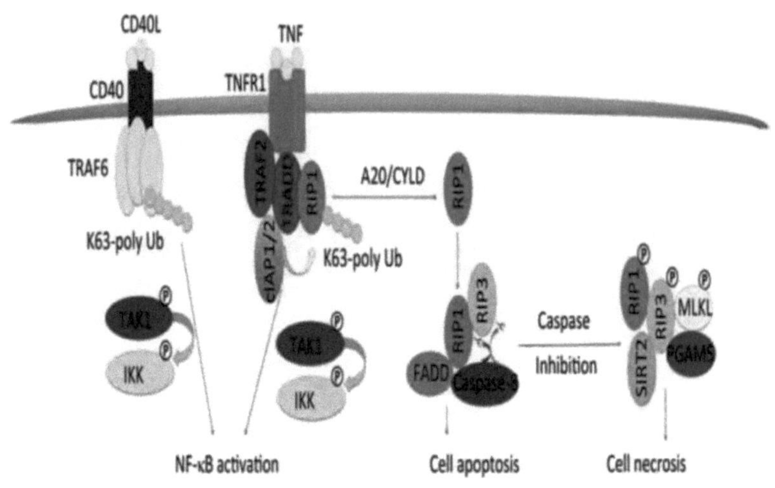

Figura (12): As funções de regulação imunitária da TNF (revista por (Jbd *et al,* 2013)).

O LES tem uma forte componente genética, com uma concordância de doença em 24-50% dos gémeos monozigóticos em comparação com 2-5% dos gémeos e irmãos dizigóticos (Jordana e Richard, 2012). Do ponto de vista genético, vários estudos de associação sugerem o envolvimento do TNF - um polimorfismo genético na susceptibilidade ao LES (Weckerle *etal.*, 2012).

A maioria dos estudos foi realizada utilizando o polimorfismo de micro-satélite e singlenucleótido (SNP) nas regiões promotoras nas posições -308 (Ammu *et at.,* 2013), e -238 (Hua *et at.,* 2015). O TNE-a é um gene imunologicamente relevante aliado na região do antigénio leucocitário humano (HLA) que codifica uma citocina pró-inflamatória. Foram descritos cinco micro-marcadores de satélite na região INF; o TNF-a, e o TNF(3, localizado a montante do gene TNF-(3, o TNFc, no primeiro intrão do gene TNF-b, e o TNFd e TNFe, a jusante do gene TNF-a. Os microssatélites TNF a2, b3, e alelos d2 foram associados à fotossensibilidade, e ao fenómeno de Raynaud (Figura 13) (Nadia *et al.,* 2014).

Alguns estudos genéticos observaram uma associação entre

polimorfismos específicos e características clínicas **(De Azevedo *et* 2014)**. Erupções malares, erupções discóides, úlceras orais, serosite e perturbações hematológicas foram associadas ao polimorfismo -308A/G numa coorte Taiwanesa **(Feng- Cheng *et al., 2014)*.**

O fenómeno de Raynaud tem sido associado ao polimorfismo -863A **(Takats *et al.,* 2012)**. Estudos no polimorfismo TNF-a promotor (-308), e com o alelo TNFdl determinaram a susceptibilidade ao LES em diferentes grupos étnicos, incluindo doentes caucasóides, sul-africanos, e asiáticos do LES **(Hwa *et al.,* 2012)**.

Algumas investigações têm sugerido que tais variações alélicas poderiam ter significado funcional **(Ivanova *et al.,* 2014)**.

Muitos estudos descreveram uma expressão anormal de TNF-a em células mononucleares do sangue periférico (PBMC) e em células da medula óssea de doentes com LES **(Arumugam *et al.,* 2014)**. Todos estes estudos foram baseados em pequenas coortes e analisaram a expressão do TNF-a em relação à actividade da doença **(Aurelie *et al.,* 2016)**. Vários estudos analisaram o nível de TNF-a em doentes com LES. Nestes estudos, constatou-se que o TNF-a aumentou acentuadamente quando comparado com controlos saudáveis **(Mariana *et al.,* 2013)**. Vários estudos que analisaram o início do LES em adultos mostraram um nível mais elevado de TNF-a em doentes com doença activa do LES **(Vinod *et al.,* 2014)**.

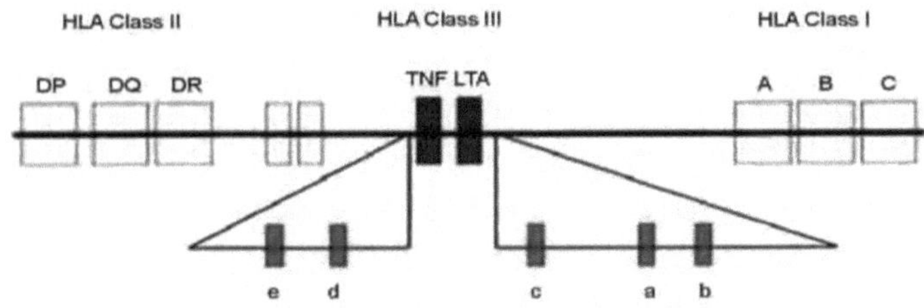

Figura (13): Localização e encomenda de 5 microssatélites TNF dentro do complexo HLA no cromossoma 6 (revisto por (Nadia etal., 2014)).

4.5.3. Factor de necrose tumoral-a, e artrite reumatóide

A artrite reumatóide (AR) é caracterizada por danos articulares progressivos predominantemente mediados por moléculas pró-inflamatórias incluindo o factor de necrose tumoral alfa (TNF-a) .INF-a, uma citocina pró-inflamatória desempenha um papel fundamental na patogénese da AR. É produzida em sinovium inflamado por macrófagos, células NK, e outras células imunitárias. A TNF-a estimula a secreção de outras citocinas (IL-1 e IL-6), induz a produção e libertação de quimiocinas (regulamentadas na activação, células T normais expressas, e secretadas (RANTES), Monocyte Chemo attractant Protein-1 (MCP-1), interlukin-8 (IL-8), e Stromal cell-derived factor 1 (SDF-1) que atraem leucócitos para o sinovium, e activa o endotélio através da regulação ascendente das moléculas de adesão (E selectin, Vascular cell adhesion protein 1(VCAM-1)) (Guillermo e Albert, 2014).

Induz e mantém a expressão do Antígeno Leucocitário Humano (HLA) classe n nas células imunitárias, e tem um efeito estimulante na activação das células T e na produção de anticorpos pelas células B (Alicia *etal.,* 2014).

O bloqueio do TNF-a é particularmente importante na patogénese da osteólise inflamatória porque o TNF-a induz a expressão de RANKL, e **sinergia com RANKL para promover directamente a diferenciação osteoclasta** (Eav *a l . ,* 2013).

TNF-aalso estimula a perda óssea mobilizando precursores CD 1 lb+osteoclast da medula óssea, e reduzindo a formação óssea através da inibição da diferenciação e função dos osteoblastos. Além disso, o TNF-a induz a produção de quimiocinas inflamatórias resultando na acumulação de leucócitos pró-inflamatórios, incluindo neutrófilos, monócitos, e células T activadas **(Geeta *et a l .,* 2013).**

Contudo, a inibição de TNF-a pode resultar em efeitos secundários indesejados (por exemplo, reactivação da tuberculose em doentes de AR tratados com TNF- *um* bloqueador) devido a funções de defesa do hospedeiro comprometidas. Apesar dos potenciais efeitos secundários indesejados, os bloqueadores de TNF-a (infliximab, etanercept, adalimumab, certolizumab e golimumab) são actualmente um tratamento padrão para doentes com AR **(Roman et al., 2015)**.

TNF-um gene pode ser um gene de susceptibilidade para a AR, bem como um modificador genético do fenótipo da doença, incluindo a resposta à terapia **(Eva et al., 2013)**. O locus TNF localizado dentro da região HLA classe III do complexo de histocompatibilidade principal (MHC) tem sido extensivamente estudado e considerado associado à susceptibilidade genética a doenças imunes mediadas, incluindo infecções, auto-imunidade e cancros **(John e Julian,2013)**.

Muitos polimorfismos de nucleótidos únicos (SNPs) foram identificados na região promotora do gene TNF-a como,-238 (rs361525), -308 (rsl800629), e -857 (rsl799724) **(Junqing et al., 2013)**. Estudos funcionais de TNF-a polimorfismo indicaram a sua associação com diferentes perfis de expressão de TNF-a, e níveis de TNF-a circulantes **(Christina et al., 2014)**. Estes polimorfismos em TNF-a região promotora podem influenciar a produção de TNF-a, o que por sua vez pode ter um impacto nas respostas inflamatórias, expressão de doenças, e resposta à terapia. Os dados disponíveis sobre a associação de TNF - um polimorfismo promotor com a AR - são controversos. Vários SNPs nesta região estão associados à susceptibilidade à AR, e aos seus fenótipos clínicos em diferentes populações **(Boechat, 2013)**.

5. Factor de crescimento transformador beta (TGF-p)

5.1. Descrição

O factor de crescimento transformador beta 1 ouTGF~(31 é um membro polipéptico da superfamília de citoquinas do factor de crescimento transformador beta. É uma proteína secretada que desempenha muitas funções celulares, incluindo o controlo do crescimento celular, da proliferação celular, da diferenciação celular e da apoptose. Em humanos, TGF~(31 é codificada pelo gene TGFB1 **(Lukasz et aL, 2015).**

TGF~(31 é uma citocina dimérica que partilha uma estrutura de nós de cisteína ligados entre si por ligações intramoleculares de dissulfureto. É sintetizada como uma proteína precursora de 390-aminoácidos (pré~pro~TGF~(31 ou pequeno complexo latente (SLC)) com um peso molecular de 25 kDa. O pré-pro-TGF~(31 é um monómero com três partes distintas: o peptídeo de sinal (SP: aminoácidos 1-29), o peptídeo associado à latência (LAP: aminoácidos 30-278), e o peptídeo maduro (TGF-(31: aminoácidos 279-390) **(Figura 14) (Minlong et aL, 2011).**

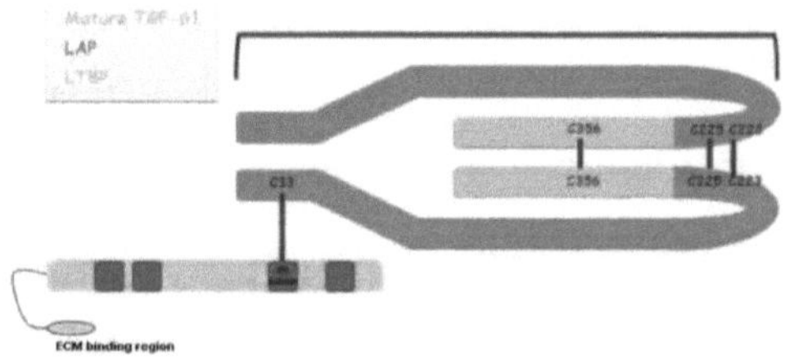

Figura (14): Estrutura TGF-pi (revista **por** (Minlong *etal.*, 2011)).

Monómeros destas proteínas dimerizam formando pontes de dissulfureto entre C223 e C225 no LAP e C356 no TGF-J31 maduro formando uma estrutura dimérica. As pontes de dissulfureto são formadas entre C33 da proteína LAP e a terceira repetição 8-Cys (domínio CR) do LTBP.

5.2. Localização citogenética do gene TGF- p

O gene TGF- p estava localizado em 19ql3.1, que é o braço longo (q) do cromossoma 19 na posição 13.1. Localização molecular: pares de bases 41.330.531 a 41.353.933 no cromossoma 19 (Figura 15) (Hong-Jian *et at.,* 2015).

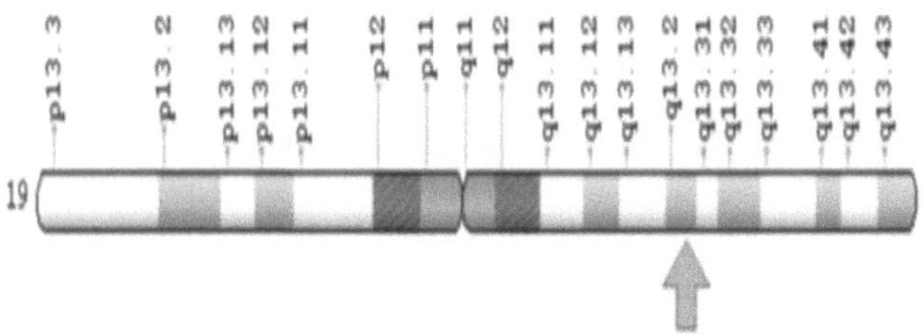

Figura (15): **Localização citogenética do gene TGFp** (revista por (Hong-Jian *et al.,* 2015)).

5.3. Transcrição

Foi descrita uma transcrição de 2,5 kb de TGF-pl. Um estudo subsequente mostrou que a transcrição humana de TGF-pl é 381 bases mais curta do que a original porque o sinal de poliadenilação ATT AAA está localizado na posição 2136 em vez de 2517 (Lance *etal.,* **2013).**

5.4. TGF - β1 proteína

5.4.1. Descrição

O TGF-betal é uma proteína de 25,0 kDa com cada subunidade contendo 112 aminoácidos, ligados por uma única ligação de dissulfureto. É a proteína madura após a clivagem do peptídeo sinal e do peptídeo associado à latência (Figura 16) (Huygens *et at., 2015).*

Figura (16): Sequência da proteína TGFpi (revista por (Huygens *etal.*, 2015)).

5.4.2. Expressão

O TGF-pi é um factor de crescimento expresso de forma ubíqua. Foi inicialmente descoberto como um factor indutor da formação de colónia de fibroblastos renais normais de ratos em ágar mole na presença de factor de crescimento epidérmico (EGF) (**Zahidul *etal* ., 2015).** Por técnicas imunohistoquímicas TGF-|31 foi fortemente detectado no córtex adrenal, megacariócitos e outras células da medula óssea, miócitos cardíacos, condrócitos, túbulos distais renais, células glandulares ovarianas e células coriónicas da placenta e também na cartilagem, coração, pâncreas, pele e útero (**Glauben *et al.,* 2014).**

5.4.3. Função

A TGF-pi tem um papel importante no controlo do desenvolvimento, reparação de tecidos, defesa imunitária, inflamação e tumorigenese (**Leoni *et al.,* 2015).** Além disso, a TGF-(31 está envolvida nas interacções entre os epitélios, e o mesênquima circundante promovendo a transição epitelial para o mesênquima (EMT) (**Konrad *et al.,* 2014).**

O TGF-pl activo é libertado como dímero devido à clivagem proteolítica do LAP a pH baixo ou através de interacções com outras proteínas, tais como trombospondinas, e aV(36 integrina (**Belen *et al.,* 2014).** O TGF-J31 liga-se ao receptor serina-teronina quinase TGF-(3 tipo I (T(3RI), e recruta um receptor constitutivamente fosforilado TGF-|3 tipo II (T|3RII) que fosforila o segmento regulador, uma região 30-amino-ácida do Tf3RI, e forma um complexo receptor heterotetramericano (**Tao *et al.,* 2014).**

Este complexo activa percursos dependentes e independentes como o STRAP **(Fei e Ye-Guang, 2012)**, TRAP-1 **(Xue *al.*, 2013)**, FKBP12 **(Georg *et al.*, 2014)**, e Ras/Raf/ERK **(Ting *et al.*, 2012)**. Nas vias dependentes do SMAD, o complexo receptor (ou directamente o receptor do tipo I) SMAD regulamentado por receptores de fosforilatos (R- SMAD: SMAD1, SMAD2, SMAD3, SMAD5 e SMAD8) que podem agora ligar a cooperativa SMAD (co-SMAD) SMAD4.SMAD6 e SMAD7 têm efeitos inibidores sobre o TGF-|31 **(Jingyu *et al.*, 2016)**.

Os complexos R-SMAD/coSMAD acumulam-se no núcleo onde interagem com o ADN, e outros factores de transcrição e participam na regulação da expressão dos 100-300 genes alvo **(Figura 17) (Fuentes -Calvo e Martinez-Salgado, 2013)**.

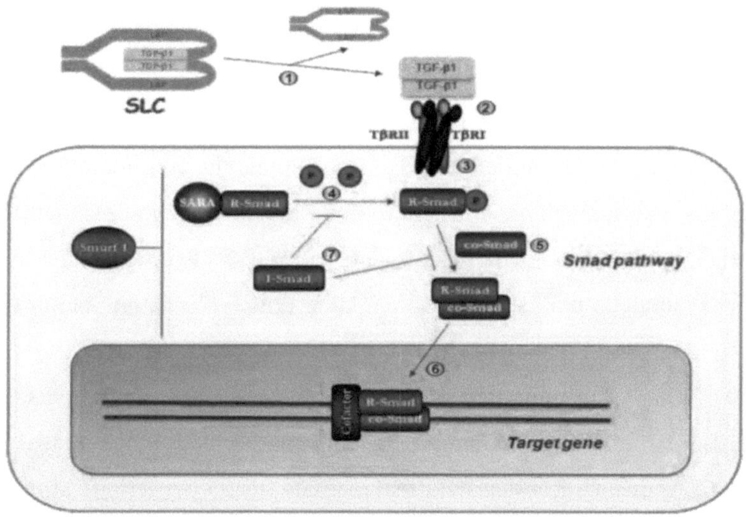

Figura (17): Sinalização TGF-pi através da via dependente de Smad (revista por (Fuentes e Martinez, 2013))

1. O TGF-pl maduro é libertado por diferentes mecanismos como a degradação do LAP por proteases, indução de mudança conformacional no LAP por interacção com trombospondina ou por ruptura de ligações nãocovalentes entre o LAP, e o TGFp-1. 2. O TGFp-1 activo liga-se ao receptor tipo II (TpRII) que é

constitutivamente fosforilado e activo. 3. O complexo TGF-pl - TpRII recruta, e activa o TpRI por fosforilação trans do domínio GS. 4. O complexo heterotetramericano de receptores de fosforilatos R-SMAD no domínio C-terminal SSXS. A proteína SARA promove a ligação de R-SMAD com TpRI. 5. A fosforilação do R-SMAD permite a interacção com os Co-SMAD. 6. Este complexo pode translocar-se para o núcleo, unindo o ADN e induzindo ou modulando a transcrição de diferentes genes alvo. 7. O I-SMAD pode inibir a sinalização através do bloqueio do acesso do complexo receptor ao R-SMAD por interacção mecânica ou induzindo a degradação do TpRI por ubiquitinação.

5.5. TGF- β1 e autoimunodisease

5.5.1. Factor de crescimento transformador (TGF-P) e SLE

O LES é caracterizado pela activação policlonal de células B associada à presença de linfócitos B autoreactivos que produzem autoanticorpos dirigidos contra uma vasta gama de autoanticorpos, e particularmente antigénios nucleares **(Barbara e Nicolas, 2016).** A activação sustentada de linfócitos B auto-reactivos resulta provavelmente de um defeito nos mecanismos que controlam a tolerância imunitária aos auto-antigénios. Tal defeito pode residir na rede de citocinas anti-inflamatórias e supressivas, particularmente o TGF-P 1 desempenha funções pleiotrópicas incluindo um papel imunoregulador crítico obrigatório para manter a homeostase imunitária **(Wen *et al.*, 2016).**

O TGF-P 1 controla a activação, proliferação, diferenciação e sobrevivência das células T imunitárias. Além disso, o TGF-P 1 é crucial para a sobrevivência, e manutenção das células Treg naturais na periferia **(Laura 2011),** **bem como** na nova geração de linfócitos Treg de células T ingénuas CD4+CD25-T (revista em **(Dong *et al.,* 2011). A** deficiência de moléculas envolvidas na sinalização TGF-P, como o receptor TGF-P (TpR) tipo II, também causa activação linfocitária espontânea, produção de autoanticorpos, e inflamação de múltiplos órgãos **(Hans -Theo e Ralf, 2014).**

Assim, provas esmagadoras apoiam um papel regulador imunitário do TGF-P contra a auto-imunidade. De facto, os doentes com doenças auto-imunes, como o LES, reduziram a produção de TGF-P nas suas culturas de células sanguíneas periféricas. Assim, a redução da produção de TGF-P por células imunitárias pode predispor a activação auto-reactiva de células T e a produção de auto-anticorpos em doenças auto-imunes **(Juan *et al.*, 2016).**

Nas doenças auto-imunes, a infiltração com células T ou a deposição de complexos imunitários contendo auto-anticorpos em órgãos-alvo, tais como rins, provoca lesões inflamatórias precoces. Acredita-se que a lesão imunomediada precoce desencadeia uma série de eventos, incluindo activação do complemento, produção de quimiocinas, maior infiltração de células inflamatórias, e libertação de citocinas inflamatórias, resultando eventualmente na deposição de matriz extracelular **(David *et al.* , 2012).** É este processo fibrótico que prevê o resultado clínico em doenças auto-imunes, tais como o lúpus. TGF-|3 parece ser uma via comum na fase final do desenvolvimento da fibrose tecidual em várias condições **(Sung and Mary, 2012).**

O TGF-P desempenha um papel duplo durante o desenvolvimento, e a progressão das doenças inflamatórias imuno-mediadas. Embora a redução da produção de TGF-(3) por células imunitárias predisponha à desregulação imunitária, e o desenvolvimento da auto-imunidade no início da vida, o aumento da produção de TGF-(3) nos tecidos induz a fibrogénese local, e em última análise causa doenças de órgãos em fase terminal **(Siham *et al.*, 2015).**

A importância do TGF-f31 no controlo da auto-tolerância é enfatizada pelos dados obtidos em ratos com mutações artificiais que visam o TGF-J31 ou a sua sinalização em células T que resultam numa síndrome auto-imune fatal que afecta múltiplos órgãos **(Jianchun *et al.*, 2012).** Curiosamente, esta síndrome auto-imune é caracterizada pela produção de auto-anticorpos lúpus como os anticorpos anti-DNA ou anti-SM **(Barbara e Nicolas, 2016).** Estas observações substanciam o papel fundamental do TGF-J31 na manutenção da homeostase imunitária através da regulação dos linfócitos T **(Eric e Steven, 2012).**

O TGF-B foi originalmente isolado das plaquetas, mas também foi encontrado em culturas celulares de monócitos/macrófagos, e células mesangianas renais. Normalmente, a libertação de TGF-)31 é controlada por um mecanismo de feedback quando o processo de cura é concluído. Contudo, se a sua libertação não for desligada, os componentes da matriz extracelular são acumulados e ocorre fibrose tecidual **(Maciej e Hans-Joachim, 2013).**

5.5.2. Papel do Factor de Crescimento Transformador-β (TGF-β) na Fisiopatologia da Artrite Reumatóide

TGF-P 1 é uma citocina com funções pleiotrópicas em hematopoiese, angiogénese, proliferação celular, diferenciação, migração, e apoptose. A activação do TGF-P leva a efeitos imunomoduladores funcionais de acordo com as condições ambientais. Os fibroblastos mesenquimais reumatóides secretam citocinas pró-inflamatórias, e factores de crescimento angiogénicos que recrutam células sinoviais para o espaço sinovial **(Piotr *et al.,* 2014).**

Através da análise por microarranjo foram identificados dois subconjuntos de fibroblastos na artrite reumatóide, o tecido inflamado onde existe uma sobreexpressão de um subtipo celular que sintetiza o factor de crescimento transformador-P (TGF- P), e o gene activina-A induzível, ambos característicos dos miofibroblastos. O outro subgrupo expressa genes regulados pelo factor de crescimento semelhante à insulina (IGF), e aparece em membranas sinoviais menos inflamadas. Os macrófagos activados são os principais produtores de citocinas inflamatórias, e desempenham um papel importante na destruição dos tecidos característica da AR e são a principal fonte de produção de metaloproteinase (MMP) **(John e Julian, 2013).**

A angiogénese é um processo notavelmente activo na AR, especialmente nas fases iniciais, e é regulada por vários mediadores pró-angiogénicos tais como TGF-p, angiopoietina, factor de crescimento da placenta, FGF, e factor de crescimento vascular (VEGF). Estes factores activam células endoteliais, e induzem a produção de enzimas proteolíticas que degradam a membrana basal, e matriz extracelular perivascular **(Xue *et til.,* 2016).**

Referências

1. **Abd El-Samed I., Said S., Samar G., Dina R.** (2014): Estudo do efeito do tratamento do Helicobacter pylori na actividade da artrite reumatóide. *Jornal Médico Menoufia.* **28(2):** 319-324.

2. **Afaf K., Ahmed M., Noha B., Ahmed E.** (2014): Polimorfismos genéticos TNF e a sua expressão em pacientes com artrite reumatóide egípcia. *American Journal of Life Sciences*; 2(4): 234-240.

3. Agata B., Marjorie B., Frederique P. (2014): **Citoquinas como Biomarcadores na Artrite Reumatóide.** *Mediators of Inflammation',* 2014:1-24.

4. **Akilan K., Vijay J., Aase H., Tao** J.(2015) : Identificação de um novo mecanismo molecular dependente da quimioterapia subjacente à perda óssea mediada por auto-anticorpos reumatóides. *Rheum*; 75(4):721-729.

5. **Aletaha D., Neogi T., Silman A., Funovits. (2010):** Critérios de classificação da artrite reumatóide um Colégio Americano de Reumatologia/Liga Europeia Contra o Rheumatismo. *Arthritis Rheum",* **62(9):2569-2581.**

6. **Alicia M., Begona P., Alfredo P., Antonio P. (2014):** Relação entre a Resposta Imunológica Materna durante a Gravidez e o início da Pré-eclâmpsia. *Journal of Immunology Research* ;2014 **(210241): 1-15.**

7. **Alkes L., Chris C., Peter D. (2016):** Progresso e promessa na compreensão da base genética das doenças comuns. *Proc. R. Soc,* **B 282**(20151684): **1-10**

8. **Al-Rayes H., Al-Swailem R., Albelawi M., Arfin M.** (2011): TNF-a; e TNF-b Gene Polymorphism in Saudi Rheumatoid Arthritis Patients. Clin Med Insights. *Artrite Musculo* 4:55-63.

9. **Ammu K., Vijaya L., Lee-Keng T., Chong-Kin L.** (2013): O Polimorfismo de Núcleotide Único no Promotor da Interleucina-13 Gene Humano está associado à asma em Adultos da Malásia. *BioMed Research*

International; **2013** (981012):1-7.

10.   **Andrea A., Frederic P., Martin B.** (2015): Immunofluorescence to Monitor the Cellular Uptake of Human Lactoferrin and its Associated Antiviral Activity against the Hepatitis C Virus. *J. Vis. Exp*; 104(e53053):1-12.

11.   **Anees A., Shadab A., Suhail A., Seemi S.** (2011): Diabetes: Mecanismo, Fisiopatologia e Gestão - Uma Revisão. *Int. J. Drug Dev. & Res', 5(2)*: 1-23.

12.   **Anselm M., Sen H.** (2014): Factores Ambientais, Tóxicos e Lúpus Eritematoso Sistémico. *Int. J. Mol. Sci"*, **15:** 16043-16056.

13.   **Antonella G., Domenico P., Silvia C., Maria G., Giacomina B. (2013):** O Papel dos Membros da Superfamília TNF-a e TNF na Patogénese da Doença Valvular Aórtica Calcária. *The Scientific World Journal*; **2013 (875363):1-10.**

14.   **Arumugam P., Jason W., Srilakshmi Y., Nida M.** (2014): A activação de IFN neutrofílica mediada na medula óssea altera o desenvolvimento de células B no LES humano e murino. **192(3):** 906-918

15.   **Aruna B., Harman D., Kaur S., Gurpreet K.** (2014): Hormonas Sexuais e Dimorfismo Imune. *The Scientific World Journal"*, 2014: 1-8.

16.   Atisha-Fregoso Y., Jakez-Ocampo J., Llorente L.(2011): **Lúpus eritematoso sistémico em hispânicos.** 44(7):555-61.

17.   **Aurelie D., Julie D., Frances H., Adrien N.(2016):** expressão mais elevada dos genes induzidos por TNFa na sinovium dos pacientes com artrite reumatóide precoce correlaciona-se com a actividade da doença, e prevê a ausência de resposta à terapia de primeira linha. *Arthritis Res Ther,* **18:1-** 12.

18.   **Barbara D e Nicolas C. (2016):** Autoanticorpos em LES: Especificidades, Isótipos e Receptores. *Anticorpos*; **5(1): 1-30.**

19.   **Beatrice B., Andre F., Joanna K., Roger** S. (2015): The Involvement of TNF- a in Cognitive Dysfunction Associated with Major Depressive

Disorder: Uma Oportunidade para Tratamentos Específicos de Domínios. *Curr Neurofarmacol;* 13(5): 558-576

20. **Belen T., Enrique O., Patricia S., Sara H.** (2014): TGF-|3: Um mediador importante da doença alérgica e uma molécula com dupla actividade no desenvolvimento do cancro. *Journal of Immunology Research* ;2014 (318481): 1-15.

21. **Bertsias G., Fanouriakis A., Boumpas D.(2013):** Tratamento do lúpus eritematoso sistémico. In: Firestein GS, Budd RC, Gabriel SE, et al, eds. Kelley's Textbook of Rheumatology. 9ª ed., Kelley. Philadelphia, Pa: Saunders Elsevier: cap. 81.

22. **Biao w., Akio M., Sugayo K., Tomoko** N. (2007): Transforming Growth Factor Beta 1 Gene Polymorphism in Japanese Patients with Systemic Lupus Erythematosus. *Kobe J. Med. Sci;* 53(1): 15-23.

23. **Boechat** A. (2013): A influência de um polimorfismo do gene TNF na severidade da artrite reumatóide na Amazónia brasileira; 61: 406-12

24. **Brendan M., Susan** A. (2013): Ligação do complemento e anticorpos anti-dsDNA na patogénese do lúpus eritematoso sistémico. *Immunol Res*; 55(0): 10-21.

25. **Briele K., Maria R., Odirlei A., Mauro** W.(2013): Concomitância de anticorpos IgM e IgG anti-dsDNA Não Parece Associar-se à Nefrite Lupus Activa. *Rheumatol aberto J* 7: 101-104.

26. **Brinkman B., Huizinga T, Kurban** S. (1997): Polimorfismos do factor de necrose tumoral do gene alfa na artrite reumatóide: associação com susceptibilidade ou gravidade da doença? 36:516-521.

27. **Burmester G.** (2013): Tofacitinibe (CP-690,550) em combinação com metotrexato em pacientes com artrite reumatóide activa com uma resposta inadequada aos inibidores do factor de necrose tumoral: um ensaio aleatório de fase 3. *Lancet.*; 381: 451-560.

28. **Byungki J., Ho W Jong-Seok K., Woo S.(2015):** A inibição da deiminase da peptidilarginina prejudica a maturação funcional das células dendríticas

induzida por toll-like receptor agonis, resultando na perda da capacidade proliferativa das células T: um mecanismo parcial com potencial terapêutico em ambientes inflamatórios. ***Journal of Leukocyte Biologyvol; 97(2): 351-362.***

29. **Carolina B., Jenny** A., **Ruben D.** (2012): Diferenças de Género em Pacientes Latino-Americanos com Artrite Reumatóide. *Medicina do género* ;9(6): 490-510.

30. **Chen** S., **Xu-Guo** S., **Na L., Yun M.** (2014): Aumento do soro amilóide A e a sua associação com auto-anticorpos, reagentes de fase aguda e actividade da doença em doentes com artrite reumatóide. *Molecular medicine reports"*, **11:** 1528-1534.

31. **Chris J., Danielle J., David W., Rick M.** (2016): TGF-|3 em tolerância, desenvolvimento e regulação da imunidade. *Cell Immunol',* 299: 14-22.

32. **Christina M., Salah S., Wahid B., Catherine F.(2014):** O Polimorfismo do Promotor Alfa TNF Pode Conferir Susceptibilidade à Artrite Reumatóide e Influenciar a Produção Alfa TNF mas não o Fenótipo Clínico e a Resposta ao Tratamento. *JMol Biomark Diagnóstico;* **5(206): 1-6.**

33. **Corrado B Renato Z.** (2012): As técnicas de imunofluorescência no diagnóstico de doenças auto-imunes endócrinas. *Auto Immun Highlights',* 3(2): 67-78.

34. **Crow M.** (2013): Etiologia e patogénese do lúpus eritematoso sistémico. In: Firestein GS, Budd RC, Gabriel SE, et al, eds. Kelley's Textbook of Rheumatology. 9ª ed., Kelley. Philadelphia, Pa: Saunders Elsevier: cap. 79.

35. **Crowson C., Matteson** E., **Davis J., Gabriel** S. (2013): Contribuição da obesidade para o aumento da incidência da artrite reumatóide. *Arthritis Care Res (Hoboken)* ;65(l):71-77.

36. **Cuenca J., Perez C., Aguirre A., Schiattino I.** (2001): Polimorfismo genético na posição 2308 na região promotora do factor de necrose tumoral (TNF): Implicações da sua distribuição alélica na susceptibilidade ou resistência a doenças na população chilena. ***Biol Res',*** 34:237-241.

37. **Dablu L., Predeep K., Vineet K., Sanjeev B.(2015):** Relevância clínica de polimorfismos de nucleótidos únicos dentro dos **13** genes de citocinas em pacientes com traumatismo hemorrágico no Norte da Índia. *Scand J Trauma Resusc Emerg;* 23: **1-13.**

38. **Danilo P., Francesco C., Gianfranco Z., Estelle E.** (2015): O Papel da - Bone Immunological Nichel para um Novo Paradigma Patogénico 499 da Osteoporose. *Analytical Cellular Pathology,* **2015:1-10.**

39. **David G., Gavin D.** (2014): Diagnóstico da mordida de cobra e a importância dos testes imunológicos na investigação do veneno. *Toxinas (Basileia)",* 6(5): 1667-1695.

40. **David J. , John H. , David C., Bruce** M.(2012): Inflamação nas Doenças do Miocárdio. *Circulation Research',***110:** 126-144.

41. **De Azevedo S., Addobbati C., Sandrin-Garcia P., Crovella S.(2014):** Lúpus eritematoso sistémico: Antigos e Novos Genes de Susceptibilidade versus Manifestações Clínicas. *Curr Genomics',* **15(1): 52-65.**

42. **De Jong P.** (2014): Comparação aleatória da terapia DMARD tripla inicial com monoterapia com metotrexato em combinação com terapia de transição glucocorticóide de baixa dose; dados de 1 ano do ensaio TREACH. *Ann Rheum. Dis;* 73: 1331-1339 .

43. **De Wit M., Smolen J., Gossec L., van der H. (2011):** Tratar a artrite reumatóide como alvo: a versão do paciente das recomendações internacionais. *Ann.Rheum.* 70:891-895.

44. **Diana M., Paulius V., Irena D., Vida G.** (2008). Níveis séricos de factor de crescimento transformador (31 502 (TGF-(31) em doentes com artrite reumatóide e síndrome de Sjogren. *Acta medica*; 15(4):211-215.

45. **Dirk P., Julia B., Loffler C., Carola L.** (2009): TGF-(3 e fibrose em 506 órgãos diferentes - impressões da via molecular. *Biochimica et Biophysica Acta (BBA) - Molecular Basis of Disease",* 1792(8): 746-756.

46. **Dobroslav K., Ivan B., Ekaterina I., Milena M.** (2014): Secreção de citocinas imunorreguladoras por células estaminais mesenquimais. *World J*

Stem Cells', 6(5): 552-570.

47. **Dong-Gyun L.,Youn-Hee P., Sung-Eun K., Yong-Hee K.** (2011): O ácido aurintricarboxílico promove a conversão de células T CD4+CD25" ingénuas em células T reguladoras Foxp3-expressoras. *Int. Immunol"*, 23 (9): 583- 592.

48. **Edward J., Julia G., James W.** (2014): Artrite idiopática juvenil poliarticular - epidemiologia e abordagens de gestão. *Clin Epidemiol'*, 6: 379-393.

49. **Eman A., Essam A., Omar H.** (2011): Avaliação do Sistema Vestibular em Pacientes com Artrite Reumatóide (AR) Usando Electronistagmografia (ENG). *Med. J. Cairo Univ,* 79(2): 77-86

50. **Emanuele C., Massimo D., Giulia G., Aurora P.**(2014): Serologia do Lúpus Eritematoso: Correlação entre Características Imunopatológicas e Aspectos Clínicos. *Doença auto-imune2014* (321359):1-13.

51. **Emily C. , Wendy M., Patricia C., Emily E.(2014):** Incidência e Prevalência de Lúpus Eritematoso Sistémico Baseado na População. *Artrite Rheumatol*; **66(2): 369-378.**

52. **Emonts M., Hazes M., Houwing-Duistermaat J., Han H. (2011):** Polimorfismos nos genes que controlam a inflamação e reparação de tecidos na artrite reumatóide: um estudo de controlo de casos. *BMC Med Genet,* 12:36-42.

53. **Eric W Steven Potter.(2012):** Alterações nos programas de expressão genética das células mesangianas renais durante a nefropatia diabética. *BMC Nefrologia - 13(70):1-13.*

54. **Ernest C. (2012):** Compreender a dinâmica: vias envolvidas na patogénese da artrite reumatóide. *Reumatologia*; **51** (5): v3- v11.

55. **Eva A., Anneleen M., Jo Van D., Paul P.** (2013): Regulação de TNF-a com foco na artrite reumatóide. *Imunologia e Biologia Celular*; **91**: 393-401.

56. **Fei H., Ye-Guang C.**(2012): Regulação da actividade do receptor TGF-|3.

Cell & Bioscience; 201:22-29.

57. **Feng X., Zou Y., Pan W., Wang X.** (2013). "Associações de características clínicas e prognóstico com a idade no início da doença em doentes com lúpus eritematoso sistémico". *Lúpus-,* 23 (3): 327-334.

58. **Feng-Cheng L., Wen-Yen H., Te-Yu L., Chih-Hao S.** (2015): Inverse Association of Parkinson Disease With Systemic Lupus Erythematosus A Nationwide Population-based Study. *Medicina*; 94(46): 1-5.

59. **Fengjin Z., Linlan J.**(2015): Neuroinflamação na doença de Alzheimer. *Neuropsychiatr Dis Treat,* 11: 243-256.

60. **Filiz O., Gulumser A.(2015):** Os efeitos da fadiga e da dor nas actividades quotidianas do lúpus eritematoso sistémico. *Agri* ;27(4):181-189.

61. **Floris P., Willemijn** H.(2012): Progressão dos danos articulares apesar do controlo da inflamação na artrite reumatóide: um papel para os danos das cartilagens que impulsionam a actividade do sopro sinovial. *Ann Rheum Dis* ; 71 (6): 793-795.

62. **Francis** J. (2016): A Prevalência da Aterosclerose nas Pessoas com Doença Inflamatória do Tecido Conjuntivo por Raça, Idade, e Factores de Risco Tradicionais. *Relatórios científicos",* 6(20303): 1-9.

63. **Fuentes-Calvo IMartinez-Salgado C.(2013):** TGFB1 (transforming growth factor, beta 1). *Atlas Genet Cytogenet Oncol*

64. **Fulvia C., Carlo P., Paola B., Cinzia C.** (2015): Factores Genéticos no Lúpus Eritematoso Sistémico: Contribuição para o Fenótipo da Doença. *Journal of Immunology Research",* 2015(745647): 1-11.

65. **Gabriel J., Jorge** H. , **Carlos** A. (2013): B Linfócitos: Desenvolvimento, Tolerância, e o seu papel na Autoimunidade-Foco no Lúpus Eritematoso Sistémico. *Doenças Autoimunes2013* (827254): 1-17.

66. **Gabriel O., Jeronia L.(2014):** Tumor Necrosis Factor Alfa: Uma Ligação entre Neuroinflamação e Excitotoxicidade. *Mediadores da Inflamação* ; **2014 (861231):1-12.**

67. **Gallo E., Cabaleiro T., Roman M., Solano-Lopez G.** (2013): A relação

entre o factor de necrose tumoral (TNF)-um promotor e os polimorfismos dos genes IL12B/IL-23R e a eficácia da terapia anti-TNF-a terapia na psoríase: um estudo de caso-controlo. *Br* 169(4):819-29.

68.   **Gamze A., Nurten K., Berna T., Ferhan C.** (2009): Associação do factor de crescimento transformador |31 do gene polimorfismo com artrite reumatóide numa população turca. *Joint Bone* ; 76(1):20-23.

69.   **Ganna** S. (2014): A relação entre o nível de hemoglobina e a actividade da doença em doentes com artrite reumatóide. *Revista Brasileira de Reumatologia (edição inglesa)'*, **54(6):** 437-440.

70.   **Gebrehiwot G., Menon** C.(2016): Proteómica e suas Aplicações no Diagnóstico de Doenças Imune Automáticas. *Open Journal of Immunology'*, 6: 14-33.

71.   **Geeta R., Andrew G. , Mario T.** (2013): Cytokines and Chemokines at the Crossroads of Neuroinflammation, Neurodegeneration, and Neuropathic Pain. *Mediadores da Inflamação* ;**2013** (480739): 1-20.

72.   **Georg K.,Sabine M., Susie-Jane N., Paul J.** (2014):EULAR recommendations for terminology and research in individuals at risk of rheumatoid Arthritis: report from the Study Group for Risk Factors for Rheumatoid Arthritis. ***Ann.Rheum. Dis;*** **71:** 638-641.

73.   **Ghada S., Tamer A., Wafaa G., Abeer** M.(2012): Importância clínica do soro TNFa e -308 G/A polimorfismo promotor e soro 11-6 e -174 G/C polimorfismo promotor em pacientes com lúpus eritematoso sistémico. *O Reumatologista Egípcio* ;**34(3):**119-125.

74.   **Gibofsky** A.(2012): Visão geral da epidemiologia, fisiopatologia, e diagnóstico da artrite reumatóide. ***Am JManag Care*** ;18(13):S295-302.

75.   **Gladis M. (2013):** Imuno-osenescência, Envelhecimento, e Lúpus **Eritematoso** Sistémico. *Doenças auto-imunes* ;2013 (267078):1-15.

76.   **Glauben L., Marjorie D., Peti T., Chanitra** T.(2014): Chronic Inflammation and Cytokines in the Tumor Microenvironment. ***Journal of Immunology Research***; **2014** (149185): 1-19.

77.   **Grainne M., David I.** (2012): Efeito do género na apresentação clínica do lúpus eritematoso sistémico. *Reumatologia* ;54:1-8.

78.   **Guillermo A., Albert** D.(2014): Citocinas macrófagas: envolvimento em imunidades e doenças infecciosas. *Frontiersinlmmunologia Imunidade Inata Molecular* ; 5(491):1-12.

79.   **Hahn B., McMahon M., Wilkinson A., Wallace W.** (2012): American College of Rheumatology guidelines for screening, treatment, and management of lupus nephritis. *Arthritis Care Res (Hoboken);64(6):797-808*

80.   **Hajime S., Akihiro A., Haruka A., Norifumi N.** (2013): Cachexia-cancerígena - fisiopatologia e gestão. *J* ; 48(5): 574-594.

81.   **Hanan E., Manal A., Timour M., Enam A.** (2014): Disfunção da tiróide no lúpus eritematoso sistémico e artrite reumatóide: O seu impacto como factor de risco cardiovascular. *O Reumatologista Egípcio,* 36(2):71-78.

82.   **Hani S., Kusworini H., Basuki B., Nashi W.** (2014): Alterações do peptídeo de sinal e do nível do factor de crescimento transformador - pi devido ao polimorfismo T869C do TGF pi associado à fibrose renal do lúpus. *Springer Plus',* 3(514): 1-6.

83.   **Hans-Theo S., Ralf W.** (2014): Efeitos imunomoduladores da transformação do factor de crescimento-P no fígado Hepatobiliar. *SurgNutr;* 3(6):3 86-406.

84.   **Hinks A., Cobb J., Prahalad S., Sudman M.** (2013). "Dense genotyping of immune loci using ImmunoChip identifies 14 new susceptibility loci for juvenile idiopathic arthritis". *Nature Genetics",* 45 (6): 664-669.

85.   **Holland P., Abramson R., Watson R., Gelfand D.** (1991): Detecção de produto específico de reacção em cadeia da polimerase utilizando a actividade de exonuclease de 5'-3' de Thermus aquaticus DNA polimerase. *Proc Natl AcadSciUSA',* 88:7276-7280.

86.   **Hong-Jian L., Qing-Guang Z.,Yu-Bo W.,Hai-Tao** X.(2015): TGF-pi-509C/T polymorphism and the risk of ESCC in a Chinese Han population.

Int J Clin Exp Med', 8(7): 11524-11528.

87. **Horatiu C., Mohammed M., Mansoor M.** (2009): Papel da sinalização TGF-beta induzida por radiação 532 na terapia do cancro. *Mol Cell Pharmacol*, 533 (1): 44-56.

88. **Howe H., Cheung P., Kong K., Badsha H.** (2005): Transforming growth factor beta-1 and gene polymorphisms in oriental ankylosing spondylitis. ***Reumatologia,*** **44** (1): 51-54.

89. **Hua X., Zhang X., Kwong J., Zeng X.** (2015): Factor de necrose tumoral alfa G- 23 8A polimorfismo e risco de doença arterial coronária: uma meta-análise de 4.222 pacientes e 4.832 controlos. ***Dove press",*** 11:1429-1436.

90. **Hussein Y., Mohamed R.., Pasha H., El-Shahawy E.** (2011): Associação de factores de necrose tumoral alfa e seus polimorfismos receptores com artrite reumatóide em pacientes do sexo feminino. ***Cell Immunol', 6:*** 192-243.

91. **Huygens C., Lienart S., Dedobbeleer O., Stockis J.** (2015): Lysosomal-associada Proteína Transmembrana 4B (LAPTM4B) Diminui o Factor de Crescimento Transformador |31 (TGF-J31) Produção em Células T de Regulamentação Humana. ***J Biol Chem*** ; 290(33):20105-20116.

92. **Hwa C., Maude E.,Kek H.** (2012): Genetic Risk Factors of Systemic Lupus Erythematosus in the Malaysian Population: Uma visão mineira. ***Clin Dev Immunol',*** 2012(963730): 1-9.

93. **Ifigenia K., Panagiotis A., Aikaterini L., Ioannis R.** (2012): Vitamina D e artrite reumatóide. ***Ther Advance E*** 3(6): 181-187.

94. **Ioannis P., Agneta Z., Birgitta S., Magnus A. (2015):** Avaliação do estimulador linfocitário **B** e um ligante indutor de proliferação como biomarcadores candidatos na lupus nephritis com base no resultado clínico e histopatológico após terapia de indução. ***Lupus Sci Med;*** **2:1-13.**

95. **Ivanova M., Vasilev S., Manolova I.** (2014): Associação de -308 G/A TNFa Polimorfismo com Lúpus Eritematoso Sistémico: Um Estudo Preliminar. ***Trakia Journal of Sciences",*** 12(1) 175-180.

96. **James Q., Yogesh S., Bruce B., Keisuke H.** (2014): Consequências da recorrente mutação somática MYD88L265P para a tolerância às células B. *Med'*, 211(3): 413-426.

97. **Jane C., Karla P., Carlos J., Ying F.** (2016): Oportunidades para ensaios multiplex baseados em esferas em laboratórios de diagnóstico veterinário. *Journal of Veterinary Diagnostic Investigation'*, XX(X) 1-21.

98. **Jenny A., Laura M., Adriana Rojas-V. (2014):** Envolvimento Cardiovascular em Doenças Auto-Imunes. *BioMed Research*; 2014(367359): **1-31.**

99. **Jiajia S., Chi Z., Lei X., Mingyuan Y.** (2015). The Transforming Growth Factor-pi (TGF-|31) Gene Polymorphisms (TGF-J31 T869C e TGF-J31 T29C) and Susceptibility to Postmenopausal Osteoporosis. *Medicina (Baltimore)'*, **94(4):** 1-7.

100. **Jianchun C., Jian-Kang C., Kojiro N., David P.** (2012): Predicting rheumatoid artritis by autoantibody testing (preRA): resultados preliminares de uma investigação baseada na comunidade [resumo FRI0085]. *Ann. Rheum. Dis;* 71 (3): 338 -350.

101. **Jing G., Dongsheng W., Dan L., Min L.** (2015): O ligante indutor de apoptose relacionado com o factor de necrose tumoral induz a expressão de citocinas pró-inflamatórias em macrófagos e reeduca os macrófagos associados ao tumor para um fenótipo antitumoral. *Célula Mol Biol*; 26(18): 3178-3189.

102. **Jingyu Z., Xiao-Jun T., Jianhua X.(2016):** Caminhos de Transdução de Sinal de EMT Induzidos por TGF-|3, SHH, e WNT e seus Cristais. *Clin. Med-* 5(4): **1-18.**

103. **Jixi L., Qian Y., Hao** W. (2013): Degradação da matriz extracelular na fibrose hepática: Bioquímica e regulação. *Biochimica et Biophysica Acta (BBA) - Molecular Basis of Disease -,* **1832(7):** 876-883.

104. **John J., Thomas M., Beata I., Joanna E.** (2012): Regulação do TGF[3 no sistema imunitário: Um papel emergente para as integrinas e células

dendríticas. *Imunobiologia-,* 217(12): 1259-1265.

105.   **John T., Julian C. Knight.** (2013): Major Histocompatibility Complex Genomics and Human Disease. *Annu Rev Genomics Hum Genet-,* **14:** 301-323.

106.   **Jordana T., Richard** S. (2012): O valor dos gémeos na epidemiologia epigenética. *Int. J.Epidemiol,* **41** (1):140-150.

107.   **Jose C., Christian M., George C.** (2013): Estudos da função génica no lúpus eritematoso sistémico. *Nature Reviews Rheumatology-,* **9:** 476-484.

108.   **Joseph W., James** A., **Lorrie** A. (2011): Facetas múltiplas de NF-kB no Coração. Ser ou não ser a NF-kB. *Circulation Research,* **108:** 1122-1132.

109.   **Josephine M., Branka H.** (2013): Human Herpesvirus 6 e Neuroinflammation. *ISRN Virology-,* **2013** (834890): 1-11.

110.   **Juan S., Shuhong C., Jing X., Jiali Y** . (2016): Papel Emergente e Implicação Terapêutica das Vias de Sinalização Wnt nas Doenças Auto-Imunes. *Journal of Immunology Research,* **2016** (9392132): 1-18.

111.   **Julie** E., **David** W. (2013): The role of the circadian clock in rheumatoid arthritis.*Arthritis Research & Therapy, 15(*205): 1-9.

112.   **Juliette L., Richard D.** (2015): Humoral Hypercalcemia of Malignancy with Elevated TNF Alpha in Renal Cell Carcinoma. *BMC*; **15:788-800.**

113.   **Junqing Z., Hongda Q., Xiaoguang C., Hao W.** (2013): Polimorfismos de nucleotídeos únicos na região promotora do Factor de Necrose Tumoral-Alpha Gene Alterar o Risco de Psoríase Vulgar e Artrite Psoriásica: Uma Meta-Análise. *PLoS ONE;* 8(5): 1-10.

114.   **Kai L., Yan Z., Shizong H., Yang Y.** (2012): Aumento dos níveis de BAFF e APRIL relacionados com a Tuberculose Pulmonar Humana Activa. *PLoS ONE;* 7(6):1-9.

115.   **Kassem** M., **Philippe** F., **Isabelle** W. (2013): Adipose Tissue in Obesity-Related Inflammation and Insulin Resistance: Células, Citocinas, e Quimiocinas. *ISRNInflamação;* **2013** (139239): 1-12.

116.   **Khanna D., Wu H., Park G., Gersuk** V. (2006): Associação de

polimorfismo alfa do factor de necrose tumoral, mas não o epitópo partilhado, com aumento da progressão radiográfica numa coorte de início da artrite reumatóide seropositiva. *Artrite Rheum;* **54:**1105-1116.

117. **Kin P., Venkataraman S., Antony P., Paul R. (2014):** Modulação da morte celular induzida pelo cálcio em células estaminais neurais humanas pelo novo caminho peptidilarginina deiminase-AIF. *Biochimica Biophysica Acta (BBA) - Molecular Cell **Research***; 1843(6): 1162-1171.

118. **Kiriakidou M., Cotton D., Taichman D., Williams S.** (2013): "Systemic Lupus Erythematosus". *Anais de Interno*; 159(7):ITC4-1.

119. **KonradS., Stefan E., Andres J., JulieS. (2014):** Significado clínico da transição epitelial-mesquimal. *Clínica e Translacional*; 17:1-13.

120. **Kragstrup T., Vorup-Jensen T., Deleuran B., Hvid M.** (2013): "Um conjunto simples de passos de validação identifica e remove resultados falsos num ensaio de imunoabsorção enzimática em sanduíche causado por anticorpos IgG anti-animal no plasma de pacientes com artrite". *SpringerPlus;* **2** (1): 263- 270.

121. **Kristin E., Mohamed E., Cordelia E., Kathryn F.** (2013): Exame de medula óssea para citopénias inexplicadas revela descobertas inespecíficas em doentes com doença vascular do colagénio. *Arch Pathol Lab Med* 137:948-954.

122. **Kropf J., Schurek J., Wollner A., Gressner A.** (1997): Immunological measurement of transforming growth factor-beta I (TGF-beta 1) in blood; assay development and comparison. *Clinical Chemistry,* 43:1965-1974.

123. **Lance D., Steven M., Gulam Waris.** (2013): Activação do Promotor TGF-pl por Vírus de Hepatite C AP-1 e Spl: Papel do TGF-J31 na Activação e Invasão de Células Esteladas Hepáticas. *PLoS ONE;* 8(2): 1-19.

124. **Laszlo G., Valentin B., Petra B., HoUng K. (2015)** Biosimilares para a gestão da artrite reumatóide: considerações económicas. *Revisão de peritos em imunologia clínica;* **11(1):1-12.**

125. **Laura A., Gladis F., Agnes F., Edda S.(2011):** Mecanismos subjacentes à

indução de células T reguladoras e a sua relevância na resposta imune adaptativa em infecções parasitárias. *Int Biol Sci;* 7(9): 1412- 1426.

126. **Laura S., Ian R., Michelle A., Marion.** (2012): As 'complexidades' da vida e da morte: Plataformas de sinalização do receptor da morte. *Pesquisa de células experimentais* ;318(11):1269-1277.

127. **Laurie S., Jack H., Chandra M.** (2011): O papel das citocinas na patogénese e tratamento do lúpus eritematoso sistémico. *Interferon Cytokine Res;* 31(10): 781-789.

128. **Lee S., Pu Y., Thomas G., Lee Z.** (2000): Tumor 564, gene do factor de necrose alfa G-308A polimorfismo na síndrome metabólica. *Metabolismo;* 49:1021-1024.

129. **Lee Y., Ji J., Song G.** (2007): Promotor do factor de necrose tumoral -308 A/G polimorfismo e susceptibilidade à artrite reumatóide: uma meta-análise. *J Rheumatol;* **34(1):** 43-49.

130. **Lena I., Ewa B., Bozena M., Lotta L.** (2012): A idade no início determina a gravidade e a escolha do tratamento na artrite reumatóide precoce: um estudo prospectivo. *Arthritis Research & Therapy, 16:***R94-R100**.

131. **Leoni P., Sumagin R., Denning T., Nusrat.** (2015): Wound repair: role of immune-epithelial interactions. *Mucosal Immunology,* **8:** 959-968.

132. **Li Y., Ge S., Peng Y., Chen X.** (2013): Inflamação e disfunção cardíaca durante a sepsis, distrofia muscular e miocardite. *Queimadura*; 1:109-121.

133. **Lili M., Dalma V., Erzsebet K., Patricia S.** (2014): Interleucinas e receptores de interleucinas na artrite reumatóide: Investigação, diagnósticos e implicações clínicas. *Mundo JOrthop;* 5(4): 516-536.

134. **Lisa M., Michael F.** (2014): TNF e TNF-receptores: Dos mediadores da morte e inflamação celular aos gigantes terapêuticos - passado, presente e futuro. Cytokine & Growth Factor Reviews ; *25(4): 453-472.*

135. **Lo S., Huang C., Wu M., Wu J.** (2003): Associação de polimorfismo do factor de necrose tumoral do gene alfa em doentes com artrite reumatóide no centro de Taiwan. *RheumatolInt;* 23:151-153.

136. **Louise N., Robin C., Bente D., Henning B.** (2015): Validade e acordo entre a pontuação de 28 pontos de actividade de doença baseados na proteína C-Reactiva e a taxa de sedimentação de eritrócitos em doentes com artrite reumatóide. *Artrite"*, 2015(401690): 1-6.

137. **Lukasz A. , Piotr W., Robert G., Dariusz** S.(2015): Transforming Growth Factor Beta Family: Insight into the Role of Growth Factors in Regulation of Fracture Healing Biology and Potential Clinical Applications. *Mediators of Inflammation'*, 2015 (137823):1-17.

138. **Maciej L., Hans-Joachim** A.(2013): Macrófagos e fibrose: Como os fagócitos mononucleares residentes e infiltrantes orquestram todas as fases da lesão e reparação dos tecidos. *Biochimica et Biophysica Acta (BBA) - Molecular Basis of Disease -*, 1832(7): 989-997.

139. **Maha A.,Fahad A., Misbahul R., Abdulrahman A.** (2015): NF-a, TNF-|3 e IL-10 gene polimorfismo e associação com risco de líquen plano oral em doentes sauditas. *JAppl Oral Sci;* 23(3): 295-301.

140. **Malyavantham K., Weinstock-Guttman B., Suresh L., Zivadinov R.** (2015): Humoral Responses to Diverse Autoimmune Disease -Associated Antigens in Multiple Sclerosis. *PLoS One;* 10(6): 1-12.

141. Marco I., Davide F., Holger K.(2014): **Sinalização de nucleotídeos durante a inflamação.** *Natureza;* 509:310-317.

142. **Maria G., Patricia C., Francisco F., Cristina** S. (2013): Rácio aleatório de proteínas/ creatinina na urina: um método fiável para monitorizar a lupus nephritis? *Clin Kidney J;* 6(6): 590-594.

143. **Mariana P., Karina O., Nailu** A., **Roberto M.(2013):** Thl/Th2 cytokine profile in childhood-onset systemic lupus eritematosus .*Cytokine;* **61(3): 785-791.**

144. **Mariana P., Aline T., Nailu A.(2016): Os** sintomas depressivos estão associados ao factor de necrose tumoral alfa no lúpus eritematoso sistémico *Journal of Neuroinflammation;13(5)***: 1 -7.**

145. **Massague J., Xi Q.** (2012): "TGF-f3 control of stem cell differentiation

genes" *FEBSLetters;* 586(14): 1953-1958

146. **Matthew C., Yongwon C.** (2014): Biologia do Sistema RANKL-RANK-OPG em Imunidade, Osso, e Além. *Front Immunol',* 5:1-11.

147. **Maurizio C., George D., Piet L.(2014):** Fardo da doença em doentes tratados com artrite reumatóide: Ir para além da articulação. *Seminars in Arthritis and Rheumatism",* **43(2014):479-488.**

148. Melinda H., Krisztian P., Andrea B., Janos M.(2014): **Exploração de** fluorescência para imunoensaios multiplex em microarrays de proteínas. *Métodos e Aplicações em Fluorescência;2(3)'A-30.*

149. **Michelle A. , Mayte S., James G.** (2014): Immunology of Psoriasis. *Annu Rev Immunol',* **32:** 227-255.

150. **Milner C., Craig J., Hussey N., Norman R.** (1999): Nenhuma associação entre o polimorfismo -308 588 no factor de necrose tumoral *a* (TNF-a) região promotora e 589 ovários policísticos. *Mol Hum Reprod* ;5:5-9.

151. **Mina K., Grant J. , Michael J. , Sergei A. (2013):** Pemphigus Vulgaris Autoantibody Profiling by Proteomic Technique. *PLoS One',* **8(3): 1-15.**

152. **Minlong S., Jianghai Z., Rui W., Xing C.** (2011): Estrutura e activação TGF-|3 latente. *Nature",* **474:** 343-349.

153. **Mohamed N., Mai S., Ayman M., Olfat G.** (2015): Genetic Case-Control Study for Eight Polymorphisms Associated with Rheumatoid Arthritis (Estudo de Controlo de Casos Genéticos para Oito Polimorfismos Associados à Artrite Reumatóide). *PLoSOne-* **10(7):** 1-15.

154. **Mohd A., Mohammad H., Detty S., Indwiani A.** (2016): Associação de -308G/A TNF - um polimorfismo genético e nascimento espontâneo pré-termo no grupo étnico Acehnese, Indonésia: Este polimorfismo não está associado *ao nascimento pré-termo.* Egyptian Journal of Medical Human Genetics ;*17(1):33-40.*

155. **Monica V., Lourdes N., Mauricio F.)2015): Os** níveis séricos de anticorpos anti-cíclicos da Peptídea Citrulínica, Interleucina-6, Factor de Necrose Tumoral - *a,* e Proteína C-Reactiva estão associados ao aumento da

espessura da Íntima-Média Carotídea: Uma análise transversal de uma coorte de doentes com artrite reumatóide sem factores de risco cardiovascular. *BioMed Research International* ;2015(**342649):1-10.**

156. **Monisha B Madhukar** S. (2014): Polimorfismos genéticos de genes de citocinas na diabetes mellitus tipo 2. *Mundo JDiabetes'*, 5(4): 493-504.

157. **Moura O Caetano-Lopes J., Costa P., Canha H.** (2009): Os genótipos de factor alfa -308 de necrose tumoral influenciam a actividade inflamatória e as concentrações de TNF- soro alfa em crianças com artrite idiopática juvenil. *J Rheumatol* ;36(4):837-842.

158. **Nadia M., Arwa K., Lilia G., Faiza** H.(2014): Polimorfismos Genéticos nos Microssatélites TNF da Região HLA CLASSE III numa População do Sul da Tunísia. *Open Access Library Journal'*, **1:** 1-6.

159. **Nagaishi T., Watabe T., Jose N., Tokai** A. (2016):Activação do Factor Nuclear Epitelial-KB nas Doenças Intestinais Inflamatórias e na Carcinogénese Associada às Colites. *Digestio93*:40^16.

160. **Nicki T., Adebowale A., Ikechi O.** (2013): Um conjunto diversificado de factores genéticos contribui para a patogénese do Lúpus Eritematoso Sistémico *Diário de Doenças Raras"*,   2013:2-12

161. **Oregon-Romero E., Vazquez-Del M., Ruiz-Quezada S., Navarro-Hernandez R.** (2008). Factor de necrose tumoral alfa-308 e -238 polimorfismos na artrite reumatóide. Associação com expressão de RNA mensageiro e sTNF-alfa. *JInvestig Med;* 56:937-943.

162. **Pamuk G., Vural O., Turgut B., Demir** M. (2008): marcadores de activação plaquetária em artrite reumatóide: estão relacionados com a aterosclerose subclínica. *Plaquetas* ;19(2):146-154.

163. **Patrick J., Richard R., Ian T., Lucy** C.(2015): ELISA na era do multiplex: Potenciais e armadilhas. *PROTEÓMICA - Clínica*; 9(3-4):406-422.

164. *Paul C., Seok-Jo K., Sandhya T., David W. (2013): **Stress oxidativo e fibrose pulmonar.*** Biochimica et Biophysica Acta (BBA) - Molecular Basis

of Disease; *1832(7): 1028-1040.*

165. Paula **S.**, Elisabeth E., Robert P., Carl D. **(2011) : Genetic Factors** Predisposing to Systemic Lupus Erythematosus and Lupus Nephritis. *Semin Nephrol;* 30(2): 164-176.

166. **Perrey C., Turney S., Pravica V., Howell W. (1998):** ARMS-PCR metodologias para determinar os polimorfismos dos genes IL-10, TNF-a, TNF-al. *Imunologia do Transplante;* **7:127-128**

167. **Petri M., Barr S., Zonana-Nach A.** (1999): Medidas de actividade da doença, danos e estado de saúde: A experiência da Hopkins Lupus Cohort. *Rheumatol;* 26: 502-503.

168. **Piotr W., Lukasz A., Dariusz S.** (2014): O Papel das Citocinas Inflamatórias e Anti-inflamatórias na Patogénese da Osteoartrite. *Mediadores da Inflamação',* 2014 (561459): 1-19.

169. **Prevoo M., Hof van't M., Kuper H., Leeuwen v.** (1995): Pontuações modificadas da actividade da doença que incluem vinte e oito contagens conjuntas: desenvolvimento e validação num estudo prospectivo longitudinal de pacientes com artrite reumatóide. *Arthritis Rheum',* 38:44-48.

170. **Radner H., Smolen J., Aletaha D.** (2014): Remissão na artrite reumatóide: benefício sobre a baixa actividade da doença nos resultados e custos relatados pelos doentes. *Arthritis Res. Ther;16:* R56-R62.

171. **Ramos-Vara J., Miller M.(2014):** "Quando os antigénios e anticorpos dos tecidos se dão bem: revisitando os aspectos técnicos da imuno-histoquímica - a técnica vermelha, castanha, e azul". *Veterinary Pathology",* **51 (1): 42-87.**

172. **Rasmussen S., Urhammer S., Jensen J., Hansen T.** (2000): Os polimorfismos -238 e -308 G .A do factor de necrose tumoral alfa 615 não estão associados a características da síndrome de resistência à insulina ou a alterações do peso à nascença nos caucasianos dinamarqueses. *J Clin Endocrinol Metab;* 85:1731-1734.

173.	**Reem M.** (2015): Proteomics in Cancer Biomarkers Discovery: Desafios e Aplicações. *Marcadores de Doenças* ;2015(321370):1-12.

174.	**Riley J., Holohan C., Longley** D.(2015): DED ou vivo: montagem e regulação dos complexos de domínio do effector da morte. *Cell Death Dis* 6(8): 1-16.

175.	**Roman F Roland E., Olaf M.(2015):** Apontando a Sinalização sTNF/TNFRl como uma Nova Estratégia Terapêutica. *Anticorpos*; 4: **48-70.**

176.	**RudiB., Laurent B., GertVan A., LieveB.** (2013): Risco de cancro em doenças inflamatórias imuno-mediadas (IMID). *Molecular Cancer.*; 12(98): 1-12.

177.	**Saad M., Mabrouk M., Eldeib A., Shaker** 0.(2015):Identificação de biomarcadores de artrite reumatóide baseados em polimorfismos de nucleótidos únicos e blocos haplótipos: uma revisão sistemática e meta-análise. *J. Adv Res;* 7(1): 1-16.

178.	**Saba K., Arzu E.(2014):** Classificação da Lupus Nephritis: Uma História Contínua . *The Scientific World Journal',* 2014 **(580620): 1-10.**

179.	**Sadanori A.** (2014): Tratamento de Lesão por Radiação. *Advance Wound Care (New 620 Rochelle)',*3(1): 1-11.

180.	**Salmon J., Boumpas D.(2010):** Oportunidades terapêuticas no lúpus eritematoso sistémico: estado da arte e perspectivas para a nova década. *Ann Rheum* **Z)A;69:1603-1611.**

181.	**Sam S., Teoh B., Chinna K., AbuBakar S.** (2015): Factor de Necrose Tumoral de Alta Produção Alfa Gene Alleles em Protecção contra Manifestações Graves de Dengue. *IntJMed* **12(2):** 177-186.

182.	**Samia M., Hanan E., Somaya A., Sahar A. (2005):** Soro amilóide um nível proteico, e o seu significado em doentes com lúpus eritematoso sistémico. *Egyptian Dermatology Online Journal* **;1(1):1-12.**

183.	**San M., Martinez-Ballesteros I., Rementeria A., Garaizar J.** (2013): "Exercício online para a concepção e simulação de experiências de PCR e

PCR-RFLP". *BMC Research Notes"*, 6: 513-520.

184. **Sanaa G., Dalia F., Mostafa E., Alaa D.** (2014): Estudo da resistência à insulina em doentes com lúpus eritematoso sistémico e artrite reumatóide. Menoufia Medical Journal; *27:215-225.*

185. **Sarah O** . (2016): Os sinais IFNy controlam a formação do centro germinal. *Nature Reviews Rheumatology;* **1:1-10.**

186. **Savia de S., Ruth W., Heidi L.** (2016): Opiniões de pacientes e clínicos sobre a qualidade dos cuidados de saúde do pé para pacientes externos com artrite reumatóide: uma avaliação de serviços com métodos mistos. *Journal of Foot and Ankle Research"*, 9(1):1-10.

187. **Schmeling H., Horneff G.** (2007): Polimorfismos promotores do factor de necrose tumoral alfa e terapia etanerceptora na artrite idiopática juvenil. *Rheumatol Int;* **27(4):383-386.**

188. **Schmidt S., Mazzella M., Nixon R., Mathews P.** (2012): "A[3 medição por ensaio de imunoabsorção enzimática". *Métodos em Biologia Molecular* ;849:507-527.

189. **Sergio M Carolina S., Rocio M., Victoriano M.** (2013): Um membro da superfamília receptora do TNF órfão identificado no vírus da doença linfocystis. *Virol J;* **10:** 188-191.

190. **Sherif M., Samar M., Youssef M., Mohamed S.** (2013):Gene polymorphism of transforming growth 630 factor-bl in Egyptian patients with type 2, diabetes and diabetic nephropathy. *Acta Biochim Biophys Sin;* **2013:1-** 9.

191. **Shu Man F., Chao D., Zhenhuan Z., Felicia G.** (2015): Os anticorpos anti-dsDNA são um dos muitos autoanticorpos do lúpus eritematoso sistémico. *FlOOOOResearch;* 939:7-7.

192. **Siddaraju M., Brian A., Kamal D.** (2013): Mediadores dos danos ósseos induzidos por inflamação na artrite e seu controlo por produtos herbáceos. EvidentedBased Complement Alternat Med; *2013(518094): 1-20.*

193. **Siham A., Rasha M., Suzan S., Rasha M.(2015):** Transforming growth

factor- **(31** in systemic lupus erythematosus patients and its relation to organ damage and disease activity. *O Reumatologista Egípcio;* 37(4): S49-S54.

194. Sky W. , **Kevin** S., **Ivan** Z., **Jonathan** C.(2015): Reconhecimento do Padrão Imune Inato: Uma Perspectiva Biológica Celular. *Annual Review of Immunology;* 33: 257-290.

195. **Smolen J. , Van der H., Machold K., Aletaha** . (2014):Proposta para uma nova nomenclatura de medicamentos antirreumáticos modificadores de doenças. *Ann. Rheum. Dis;* **73:** 3-5.

196. **Sofia** N. , **Jurgen K., Sabrina R., Theo de** W. (2015): Desenvolvimento de um ensaio imunológico de fluorescência multiplex para a detecção simultânea de anticorpos contra Cooperia oncophora, Dictyocaulus viviparus e Fasciola hepatica no gado Parasit.; **8:** 1-11.

197. **Solomon** D.(2014): Revisão: tratar ao alvo em artrite reumatóide: facto, ficção, ou hipótese? *Artrite **Reumatol**;* 66: 775-782.

198. **Somers E., Marder W., Cagnoli P.** (2014): Incidência e Prevalência de Lúpus Eritematoso Sistémico Baseado na População: O Programa de Epidemiologia e Vigilância do Lúpus de Michigan. *Artrite* Rheumatol,*66(2) :369-3 78.*

199. **Stephanie P., Sabrina R., Veronique L., Ali B.** (2015): S-nitrosilação na via de sinalização da superfamília TNF: Implicação no cancro. *Redox Biology* ; 6:507-515.

200. **Stollar B.** (1981):Anti-DNA Antibodies. *Clin. Immun. Alergia,* **1:** 243-260.

201. **Sui W., Hou X, Che W, Yang M. (2013):** A investigação básica aplicada do lúpus eritematoso sistémico com base nos ómicos biológicos. *Genes e Imunidade,* **14: 133-146.**

202. **Sung K., Mary E. (2012):** TGF-p-activated kinase-1: Novos conhecimentos sobre o mecanismo de sinalização TGF-|3 e doença renal. *Kidney Research and Clinical Practice',* **31(2):94-105.**

203. **Suotang K., Yaochi W.** (2014): Meta-análise do factor de necrose tumoral

alfa - 308polimorfismo e risco de osteoartrose do joelho. *BMC Desordem Musculo-esquelética*; 15(373): 1-8.

204. **Susan Y., Tak M.** (2015): Mecanismos de lesão renal na nefrite do lúpus - o papel dos anticorpos anti-dsDNA. *Frente. Immunol,* 6:1-11.

205. Takats A., Shemirani A., Zsori K., Csiki Z. **(2012):** Polimorfismos **protrombóticos** em doentes com o fenómeno de Raynaud e enxaqueca. *Acta Physiol Hung',* 99(4):430-435.

206. **Tamer A Abeer M., Heba** S.(2015): Cistatina C sérica, gelatina neutrofílica urinária associada à lipocalina e N-acetil-beta-D-glucosaminidase em doentes jovens e adultos com lúpus eritematoso sistémico: Correlação com manifestações clínicas, actividade da doença e danos. *Saudi J Kidney Dis Transpl',*26(3):497-506.

207. **Tan E., Cohen** A., **Fries J., Masi** A. (1982): Os critérios revistos de 1982 para a classificação do lúpus eritematoso sistémico. *Arthritis Rheum;* 25:1271- 1277.

208. **Tao H., Seth L., Andrew P.** (2014): Diferenças de Actividade Biológica entre TGF-pl e TGF-(33 Correlato com as Diferenças na Rigidez e Arranjo dos Seus Monómeros Componentes. *Bioquímica;* **53** (36): 5737-5749.

209. **Tao-Hsiang Y., Tzu-Hsuen Y., Yaw-Huei H., Ie-Bin L.(2015):** Aumento da inflamação em pacientes com artrite reumatóide que vivem onde os solos agrícolas contêm altos níveis de cobre. *Journal of the Formosan Medical Association;* xx:1-6.

210. **Thelma L., Jessica S., Patricia I., Renato** M.(2016): Infecções e lúpus eritematoso sistémico. *Einstein;\4{\)'Al-5\.*

211. **Theodoros D., Spyros N., Nikas** A., **Panagiotis T.(2013):** Terapias biológicas e perda óssea sistémica na artrite reumatóide. *Autoimmunity Reviews',* 12: **958-966.**

212. **Thomas F., Saedis S., Johan A.** (2016): História familiar da artrite reumatóide: um conceito antigo com novos desenvolvimentos. *Nature Reviews Rheumatology;* 12:335-343.

213. **Tianyu Z., Xiping Y., Guosong W., Hehe L. (2015):** Evolutionary Pattern and Regulation Analysis to Support Why Diversity Functions Existed within PPAR Gene Family Members. ***BioMed Research International*** ; 2015 **(613910):1-11.**

214. **Tibor T .,Katalin M., TiborA. (2014):** Epigenética na patogénese da artrite reumatóide. ***BMC Medicine*** ; **12:23-28.**

215. **Ting G., Yujing S., Aiko S., Yasuteru M.(2012):** The Roles of Mitogen-Activated Protein Kinase Pathways in TGF-|3-Induced Epithelial-Mesenchymal Transition. ***Journal of Signal Transduction*** ; 2012 **(289243):1-10.**

216. **Vinod U., Vandana P., Milind N., Anjali** R.(2014): Efeito das Citocinas Proinflamatórias (IL-6, TNF-a, e IL-1 *f)* nas Manifestações Clínicas em Pacientes com LES indianos. Inflamação de mediadores. Mediators *of Inflammation',* 2014(385297):1-8.

217. **Virginia R., Raimon S.** (2012):Tabaco e outros factores de risco ambiental na artrite reumatóide. ***Reumatol*** C/z";8:342-350.

218. **Weckerle C., Mangale D., Franek B., Kelly** J.(2012): Análise em grande escala do factor de necrose tumoral a níveis de lúpus eritematoso sistémico. ***Arthritis*** Rheum-64(9):2947-2952.

219. **Wei C., Hong S., Li H., Ke-Fu Z** .(2010): Associação entre o polimorfismo do factor de crescimento transformador-pi T869C e a artrite reumatóide: uma meta-análise. Reumatologia; 49 (4): 652-656.

220. **Wen J., Patricia J., John** E.(2016): O metabolismo é central para a função da célula dendrítica tolerogénica. ***Mediators Inflamm;*** 2016(2636701): 1-9.

221. **Wenhui L., Hui L., Wuqi S., Yunlong H.** (2013): Diagnóstico diferencial de lúpus eritematoso sistémico e artrite reumatóide com complementos C3 e C4 e proteína C-reactiva. ***Exp Ther Med;*** 6(5): 1271-1276.

222. **Weronica E., Mauro D., Jonas** H. (2014): A história da genética na doença inflamatória intestinal. ***Ann Gastroenterol;*** 27(4): 294-303.

223. **Wing S Susan R Alison J Kazuhiro I.** (2015). Potentes efeitos anti-

inflamatórios do inibidor de cinase de espectro estreito RV1088 nas células da membrana sinovial da artrite reumatóide. *British Journal of Pharmacology;* 172(15): 3805-3816.

224.   **Wingerchuk D., Liu Q., Sobell J., Sommer S.** (1997): Um estudo de caso-controlo populacional do factor de necrose tumoral alfa -308 polimorfismo na esclerose múltipla. *Neurologia* ;49:626-628.

225.   **Xiao-Rong X., Chang-Qin L., Bai-Sui F., Zhan-Ju L. (2014):** Desregulação da resposta imunitária da mucosa na patogénese da doença inflamatória intestinal. *Mundo Gastroenterol',***20(12): 3255-3264.**

226.   **Xue W., Yunliang Q., Rong J.,Yan W.(2013):** Efeitos do Gene TRAP-1-Like Protein (TLP) na Síntese de Colagénio Induzida por TGF- (3/Smad Signaling in Human Dermal Fibroblasts. *PLoS* ; 8(2):1-8.

227.   **Xue Z., Yan C., Wei** W.(2016): Disfunção Endotelial e Inflamação: Imunidade na Artrite Reumatóide. *Mediadores da Inflamação*; **2016** (6813016):1-9.

228.   **Yamada Y., Miyauchi A., Goto J., Takagi Y.** (1998): Associação de um polimorfismo do gene transformador do factor de crescimento-betal com 654 susceptibilidade genética à osteoporose em mulheres japonesas pós-menopausa. *J Bone Miner Res',* 13:1569-1576.

229.   **Yehia M., Shereen S., Naglaa S., Marwa S.** (2014): Expressão renal do factor de crescimento endotelial vascular na lupus nephritis na faixa etária pediátrica. *Egipto JPediatr Allergy **Imm12**(2):63-70.

230.   **Yen J., Chen C., Tsai W., Lin C.** (2001): Polimorfismos promotores do factor de necrose tumoral em pacientes com artrite reumatóide em Taiwan. *J Rheumatol',* **28(8):** 1788-1792

231.   **Ying S., Zhongjian C., Xinyuan L.,Valeria C., Hong W.(2014):** Citoquinas imunossupressoras/anti-inflamatórias inibem directa e indirectamente a disfunção endotelial - um novo mecanismo para manter a função vascular, *Journal of Hematology & Oncology ;7:***80-89.**

232.   **Yone V., Maria C., Juliana K., Jose C.** (2012): Papel do TNF-Alpha,

IFN- Gamma, e IL-10 no Desenvolvimento da Tuberculose Pulmonar. *Medicina Pulmonar"*, **2012** (745483):1-10.

233. **Yun D., Doortje W., Peter P., Petrus J.** (2015): Focalização dos Receptores Alfa do Factor de Necrose Tumoral como Estratégia Terapêutica para as Doenças Neurodegenerativas. *Anticorpos*; **4:** 369-408.

234. **Zeng Z., Duan Z., Zhang T., Wang S.** (2013): Associação entre o factor-a de necrose tumoral 660 (TNF-a) promotor-803G/A- e a resposta aos bloqueadores de TNF- na artrite reumatóide uma meta-análise. *Mod Rheumatol'*, 23(3):489-495.

235. **Zhou T., Zhao H., Fang S., Drummen G.** (2014): Associação de polimorfismos transformadores de 663 factores de crescimento-pi T869C, G915C, e C509T genes com 664 risco de artrite reumatóide. *J Recept Signal Transduct Res'*, 34(6):469-475.

236. **Zhu Y., Liu F., Zhanc F.** (2006): Correlação entre o polimorfismo transformador do factor de crescimento pi gene T869C e a artrite reumatóide na população chinesa. *Jiangsu Med* J; 32:1112-1114.

237. **Zahidul I., Nicholas G., Michael H., Jacqueline W.(2015):** The Potential Role of the Proteases Cathepsin D and Cathepsin L in the Progression and Metastasis of Epithelial Ovarian Cancer (O papel potencial das Proteases Cathepsin D e Cathepsin L na progressão e metástase do cancro epitelial do ovário). ***Biomoleculas***; **5(4), 3260- 3279.**

238. **Ziv R., Yehuda S.,Gisele Z.(2013):** Terapia biológica para doenças auto-imunes: uma actualização. ***BMC Med;*** **11: 88-93.**

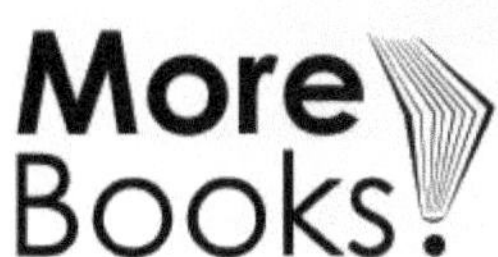

More
Books!

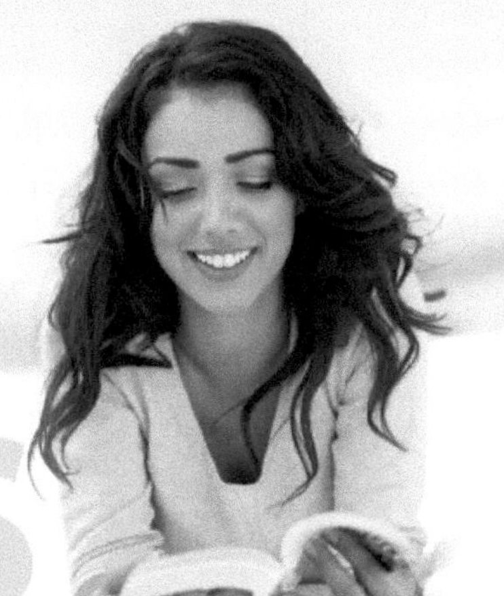

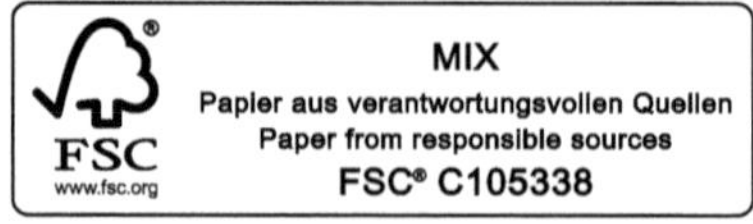

Printed by Books on Demand GmbH, Norderstedt / Germany